古典针灸入门

Guide
to Classical Acupuncture
and Moxibustion

[法]仁表（Jacques Pialoux） 著

徐雅蓉 等 译

U0293649

深圳报业集团出版社
SHENZHEN PRESS GROUP PUBLISHING HOUSE

责任编辑：王　昕
装帧设计：高　雪

图书在版编目（CIP）数据

古典针灸入门/（法）仁表著. —深圳：深圳报业集团出版社，2010.7
ISBN 978-7-80709-322-0

Ⅰ. ①古…　　Ⅱ. ①仁…　　Ⅲ. ①针灸疗法　　Ⅳ. ① R245

中国版本图书馆 CIP 数据核字（2010）第 116346 号

古典针灸入门

(法) 仁表　著

徐雅蓉　等　译

深圳报业集团出版社出版发行

（518009　深圳市深南大道 6008 号）

三河市华晨印务有限公司印制　新华书店经销

2010 年 7 月第 1 版　2010 年 7 月第 1 次印刷

开本：787mm×1092mm　1/16

印张：13　　字数：65 千字

ISBN 978-7-80709-322-0　定价：58.00 元

前　言

赛尔苏斯基金会成立于 1980 年 4 月 18 日，总部设在瑞士的孔泰市 (Conthey)。基金会下设"瑞士无国界针灸协会"。

"瑞士无国界针灸协会"的宗旨是：通过免费培训，向贫困人群传授针灸知识和技能，促进他们的医疗能够更自主。

为实现其宗旨，"瑞士无国界针灸协会"向提出请求的发展中国家派遣志愿针灸医生，完成以下援助工作：

向当地医生、护士、助产士、卫生员等医护人员传授基础理论，提供实践培训，与他们分享针灸技能；

提供基础教材、书籍、讲义、图模等教学用品；

提供必需的治疗用具（针、艾绒、消毒器）；

确保所提供的针灸用具及时到位并正常使用；

在培训实施后若干年内，对其医疗公益性和医疗普及性进行追踪和评估。

在偏僻地区，药品稀缺，价格昂贵，运输不便，无法获得必需的药品是当地诊所面临的主要问题。在这种情况下，针灸以其独特优势，可以成为宝贵的辅助医疗手段：

针灸不仅可以治病，还有防病功效；

针灸可以大量节约药品资源；

医护人员经过针灸培训，可达到自给自足，减少对外援的依赖，从而有利于维护人格尊严。

"瑞士无国界针灸协会"通过事先进行项目考察，与当地卫生部门、诊所领导、地方官员等权力机构共同商讨培训计划，确定培训时间、参加人员、培训地点及医疗设施、培训课程的安排等细节。

实地培训分三期完成，或以具体的教学课程进行，每期时间为三至四周，间隔六至十二个月。如有需要，整个培训完成后每两三年还可以安排一次考核和追踪培训。

学员们经过第一期两周的培训，自第三周开始，即可掌握当地十几种常见疾病的基本治疗方法，如痢疾、便秘、风湿、感冒、鼻窦炎、哮喘、胃痛、疟疾等。

《古典针灸入门》是学习和每日实践古典针灸的基本工具。同时本书还结合针灸学的最新发现，向每个针灸实践者传授理解和使用针灸的最有效方法。传统针灸理论立足于宇宙能量和人体气血之间的关系，经几千年摸索而成，非一日而就，而当今针灸的发展又是其强大生命力的源泉。

当然我们也应意识到，我们把对针灸的理解白纸黑字地写成书，不意味着事物一成不变，因为生命和人本身一样，都在不停地进化，不停地变化。我们对某个病人以及疾病的诊断和理解是要因时、因地而变化的。因此，本书只作为思想提纲供读者和学生参考，希望能抛砖引玉。

根据不同时期的资料和版本，针灸穴位名称不尽相同。为方便使用，本书统一采用北京中医药大学规定的穴位名称。

本书由"瑞士无国界针灸协会"培训教程改编，由执教的针灸医生共同完成，是他们实践经验的结晶，它的出版将惠及更多希望学习针灸医术的人。本书的销售收入全部捐赠给"瑞士无国界针灸协会"，供其在发展中国家援助项目中使用。

赛尔苏斯基金会

本书缘起

　　本书是仁表老师诸多著述中译为中文的第一本有关古典针灸培训的教材。

　　仁表老师是欧洲著名的中医针灸师，师从 Borsarello Jean-Francois 医师及 Jacques Martin-Hartz 医师，两位老师传承于 George Soulié de Morant 医师、André Duron 医师以及 Charles Laville-Mery 医师。仁表老师行医四十余载，深入研究《黄帝内经》、《针灸甲乙经》、《针灸大成》、《伤寒论》，深得古典针灸法之精要，并以缜密逻辑将《易经》、《道德经》中"天人相应"、"心物一元"的传统文化内核与古典针灸实践有机结合，借以静坐内观修养身心，对人体气脉孔穴，气血之开合出入、流行输注了然分明。

　　为更广泛地传承古典针灸学并为更多的病患服务，仁表老师于 1977 年在瑞士开办针灸培训学校，并于 1996 年创立了"瑞士无国界针灸协会"（www.cornelius-celsus.ch）。

　　目前，仁表老师担任"瑞士无国界针灸协会"的秘书长，致力于为各国贫困地区提供免费的针灸培训。自 1996 年开始，仁表老师在南美洲的海地、秘鲁、玻利维亚，非洲的布基纳法索、毛里塔尼亚、塞内加尔，以及中国的贫困地区开展了为期多年的针灸培训及后续教导。

　　在 2007 年 8 月的中国川西高原贫困山区的义诊中，年近八旬的仁表老师表示，希望能将他毕生研究的针灸实践心得传授给更多需要的人。随后的两年，老师在上海免费作了两期针灸无国界志愿者教师、医师的培训，目的是培养更多经验丰富的志愿者。日后，他们将赴贫困地区，培训当地医务工作者掌握针灸技能，普及费用低廉但疗效卓著的传统针灸医学，以此改善贫困地区的医疗水平。

针道至微，要在人心。非澄心静意、专致以求，难得其精深；非慈心广愿以行，难通于大道。

仁表老师曾说：为医者，要静坐，要深入研究，要服务他人。

愿传统中医学的精神广为流传；

愿传统中医针灸发扬光大；

愿更多的医生加入服务他人的行列。

在此感谢所有为针灸无国界培训无偿付出的志愿者。

李辛

2010年1月18日

译者序

《古典针灸入门》是"瑞士无国界针灸协会"在世界各贫困地区培训时所使用的教材，原版为法语，由协会中国地区负责人 Sylvie Martin 女士组织编译成英文版，再经上海应象中医学堂组织编译成中文版，特此鸣谢各方所付出的努力和工作。

《古典针灸入门》是一本针灸治疗使用的操作手册，力求将作者几十年来实践经验的结晶悉数凝结于此书，以重现这门古老的能量调节艺术的原貌。

本书的第二章为其中提纲挈领的部分。该章节主要描述了宇宙和人体能量从制造到分配到使用的全过程。对于宇宙来说，从最初的混沌虚无，到万事万物的显现，能量经历了从无到有，从先天到后天的转化。而对于人体来说，由十二脏腑及十二正经完成能量的制造，再通过奇经八脉将能量分配给各脏腑、各正经使用。在整个三阶段的能量运作模式中，十二脏腑及十二正经既是能量的制造者，也是能量的使用者。能量运作的三个层次基本涵盖了十二脏腑、十二正经及奇经八脉所有的生理、病理及调节，具体内容将在第四章至第十三章中作详细介绍。

第四章至第七章讲述了十二脏腑与十二正经在能量制造层的运作情况。其中，十二正经作为脏腑在外围的"天线"，形成了类似《伤寒论》六经辨证的六大防御体系，有助于维持身体的和谐与平衡。而十二脏腑，负责气血的制造，其生理、病理及治疗与国内教材中描述的基本一致。

第八章介绍了由奇经八脉所完成的能量分配功能，另外还详细介绍了各奇经的特殊病症及治疗方法。

第九章至第十三章介绍了能量运作的第三阶段——使用层。在这一阶段，十二正经主要负责使人体更好地适应昼夜的周期性变化和外界温度、湿度、气压的变化。而十二脏腑，则是按照五行的生克关系和相应的季节变化，发挥着人体五大功能系统的作用。值得一提的是，第十一章在传统募俞穴的基础上，结合对《易经》的研究，找到了另三组"脏腑募俞穴"，从而丰富了脏腑更深层次的治疗。

就此，十二脏腑、十二正经及奇经八脉共同承担了人体能量系统的主要职责。而有关络脉、经别、经筋这些辅助结构的介绍（第十四章），则使得能量的调节及病症的治疗更为完整。

当然，虽会有各种区分，但从本质上讲，能量其实是浑然一体的，在外为气，在内则为血；离心为阴，向心则为阳。无论是五脏六腑还是正经奇经，一切都是以气血阴阳的和谐为基础。因此，之前第三章所讲述的气血阴阳的调节应作为各病症治疗的首要步骤。

最后，需要指出的是，书中提及的一些观念及疗法或许在初读时略感陌生，甚至与当今医学院校教授内容有出入之处，然实为几千年来古典针灸学传承之精要。虽非唯一标准，如能以探究的态度付诸实践，定将有一番收获。若有不同见地，可待同仁商榷。此外，作为一部以治疗应用为主的操作手册，书中并未详述某些疗法的原理及其来龙去脉。个中原委可参考作者另两本书籍，《光钻》和《玉龙》，将于近年组织编译出版。

上海应象中医学堂　徐雅蓉

2010 年 1 月 16 日

目 录

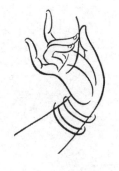

第一部分

传统中医

第一章　历史简述

有明确的证据表明，中国人用针法和灸法来调理人体的能量可追溯至伏羲时期，距今已有五千年历史。

人们发现，如果在身体某些特殊凹陷点加热，可以增强人体活力，从而治疗虚弱、着凉和风湿病；反之，给这些穴位降温，则可以减轻身体过热或上火所引起的疼痛。起初，人们使用锥形石块；到了夏朝（前2207—前1766）开始使用铜针。与此同时人们又发现，通过金属针的不同使用方法（比如吸气或呼气时刺入，捻转的方向，提插或留针，留针时间的长短），可以起到补泻能量、减轻疼痛或改善疲劳的功效。

日月如梭，在战国时期（前474—前221）出版的《黄帝内经》，借黄帝之口将帝国的起始时间反推到公元前2698年冬至日，规定从这一天起，时间周期为每六十年一个循环。这个中国人至今一直沿用的历法，由十天干和十二地支分配而得。十天干是地上五行的十种能量在天上的投影，而"地"是根本结构，它将空间分为一个中心和四个方向；十二地支则是天上六气的十二种能量在地上的投影，"天"是外围表象，它将时间分为十二个时辰，每个时辰两小时。

时间和空间是与人们生活息息相关的两个方面，它们的结合就产生了周而复始的六十甲子（十天干与十二地支的配合），这个周期后来被应用到年月日时。黄帝在《内经》中以大臣岐伯、天文家鬼臾区、弟子雷公的报告和知识为基础，对宇宙气场、人体之气、两者的关系和调节方法进行了总结。

在公元前五百年前后，也就是孔子和老子生活的时代，出现了比铜针更细的铁针。随着中医的不断发展，阴阳、五行、六气的理论，望闻问切的诊断方法，以及诸如麻醉、剖腹产、草药、针灸等治疗手段也在以后的几个世纪中越来越完善。

之后的医学著作有张仲景的《伤寒论》，王叔和的《脉经》，李梴的《医学入门》，李时珍的《奇经八脉考》。1601年，杨继洲在《针灸大成》中，对针灸使用的各种治疗方法进行了整理。

公元11世纪，王惟一制成了针灸铜人。铜人是目前已知最早的针灸穴位人体模型，时至今日还是针灸医生取穴的参考。

阴、阳、虚、实、寒、热、表、里这八个能量及治疗法则（八纲）一直伴随着中医的发展，成为不变的规则。这些规则我们在以后的章节中会详细说明。

针灸学，这门有关宇宙能量和人体能量调控的古老科学，经历过各朝各代的革命，也曾遭到1929年南京政府的禁止，但它仍顽强地延续至今。

我们下面要讨论的，就是这门几经变迁、历尽沧桑的古老科学。

第二章　宇宙和人体的能量

宇宙和人体都是一个完整的能量系统

无论是人、宇宙，还是一辆汽车或者是一个企业，都是一个完整的能量系统，都有一个三阶段（或三层）运行方式。像一个管理完善的企业一样，这三阶段分别是制造阶段（第一层）、分配阶段（第二层）和使用阶段（第三层）。

依照这个运行方式，原料经过加工，生成可销售的产品或能量，然后再经过分配，最终被使用、消耗。比如在一辆汽车中，汽油、空气和电火花在一个可变压力的空间里混合，便可以生成汽车运行所必需的动能。然后，这个动能经过气缸、曲轴等一系列传输系统分配，最后由车轮使用，推动汽车前进。

说到能量，人们就会提出一个根本问题："能量"是什么？科学界认为，能量是物质之间存在的一种相互作用，一种力。现代物理学已认知的根本的相互作用有四种：强核反应、弱核反应、电磁作用和引力。相互作用（能量）表现为一种带有信息的波形场或振动。而这种振动是通过其频率（每秒钟振荡次数）、振幅（强度）和往来方向[1]这三个变量来定义的。

中国传统把生命的能量称为"气"。气也可以由质（类似频率，但也含

---

[1]　方向本身是由电磁场和引力场决定的。

有形状的概念）、量（振幅、强度）、作用部位（包括其起点及方向）三个变量来定义。传统观点还认为，气与其功能密不可分，互为定义。所以气通常因其作用部位和功能的不同，而被命名为不同的"气"。

第一层：能量的制造

我们马上要思考一个很基础的问题：是什么让人能够生存和延续？

生物界存在四种基本能量。首先，我们可以认为，自然界存在着一种基本的生命能量，这种能量决定了包括人类、动物和植物在内的所有生物的物种特性。第二种能量，让每个物种或人类在保持其物种特性的同时，还传递着自己本家族的遗传特点。第三种能量是各种形式的食物和水。第四种能量就是人们呼吸的空气。

中国传统认为，这四种基本的、"潜在"的能量同样存在于人体内部，在经过人的"三焦"预处理、转化后，这些能量可供人体使用。它们是：

四种基本能量

元气

清气　　谷气　　精气

三焦

外三焦　　　　内三焦

- 元气：原始之气，生命的火花，最基本的生命能量。元气决定了人的物种特性（种系发生）。元气寄于"命门"，无时不有，无处不在。

- 精气：是天生的、与生俱来的能量。它的主要功能是帮助个体传递家族的遗传特征，是个体所带有的祖宗的信息，也就是先天的基因之气，位于人体的"下焦"。
- 谷气：由食物产生的能量，位于人体的"中焦"。
- 清气：呼吸时氧气燃烧所产生的能量，同时也是呼吸动力，位于人体的"上焦"。

我们吸入的空气在到达肺脏之前，要经上呼吸道加热，而摄入的食物经过上消化道，在咀嚼、唾液稀释准备后才能进入胃里。我们将"三焦"的这种外围功能，特别是对空气、食物和精气进行预处理的这种功能，称为"外三焦"。皮肤和上呼吸道（鼻至支气管）、上消化道（口至食管）和泌尿生殖道，是外三焦相应的解剖结构；而具有维护机体平衡功能的人体经络系统[2]，是外三焦相应的能量通道。

另一方面，我们通常所说的"三焦"，是专指"三焦"的内部功能，主要是对外三焦摄入的四种基本能量进行内部转化，我们称之为"内三焦"。概括地讲，内三焦的解剖结构和能量通道是呼吸与循环系统（肺脏、心脏），消化系统（胃腑、小肠腑、脾脏），以及生殖系统（生殖器官、肾脏）。应该强调的是，中医所说的"脏腑"的范畴，远远超过西方普遍认为的"器官"的范畴[3]。

在元气的推动下，清气（上焦的呼吸能量）、胃气（中焦的水谷能量）和精气（下焦的先天能量）在内三焦中转化生成两种气——营气（人体营

---

[2] 见第四章："六经及其调节功能"。
[3] 见第五章："三焦：水谷之道"，第六章："脏腑的相互作用和功能失调"。

养之气, 中医称作"血"[4]) 和卫气 (可提供体表的防御能力以及运动的能量, 也就是中医泛指的"气"[5])。

在内三焦完成加工制造气血的同时, 奇经八脉也依照河图的生成顺序, 对气血 (卫气和营气) 在脏腑和经脉层面进行分配, 从而完成了能量从制造层向使用层的转化, 最后确定人体能量系统第三层——脏腑和十二经脉的能量状态。

无论在中国、欧洲还是埃及, 在宇宙起源问题的宏观认识上, 各大世

		道	
天	太一		神
人	太初		精
地	太始		气

界古老文明的认识基本类似。

中国传统认为, 宇宙与人一样, 也存在能量产生、分配以及制造出最终产品的三个阶段。我们在前面, 通过对第一阶段人体的四种基本能量的定义, 讨论过人体能量的产生、分配和使用的变化过程。

对宇宙而言, 在基本能量出现之前, 宇宙只是一个难以理解、无法形容、很不稳定、无从进入的虚无境界。

----

[4] "血"是血液、淋巴液和脑脊液三种体液能量的总和。

[5] 一些作者认为, 宗气 (表现为心跳) 是四类气以及营气、卫气的中间体。

此后，中国五千年前的皇帝——伏羲认为宇宙出现了下面四种基本状态：

太一

天　　阳　　精

人　　道　　形

地　　阴　　体

- "太一"：元始混沌之能量，虚无之后的第一表现，存在的第一起源。
- "道"：由太一创造，紧随太一之后出现的一种光明的能量。
- "两仪"：阴和阳两种宇宙的原则，借用了白天和黑夜的概念。

有了太一、道、阴、阳这四种基本状态，就有了创造宇宙的基础，就有了宇宙生成和人类生长的源动力。但此时宇宙仍未形成。但当这个前宇宙系统的结构和框架精密地发展到某个特殊时刻，这四种缺一不可的潜能就能制造出一种产品，进而将产品分配、使用。中国传统文化详细描述了这个制造系统的结构和性质。这个系统由以下六个基本方向组成：

- 第五为天：向上
- 第六为地：向下
- 第七为人：南方特性
- 第八为体：北方特性
- 第九为精：东方特性
- 第十为形：西方特性

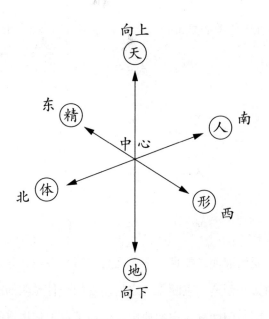

　　这个前宇宙的制造系统即由这十个非物质的原则（一中心、三轴向、六延展方向）构成。经过这个系统，潜在的四种基本能量，最后产生新生的实际能量——离心的阴气和向心的阳气以及分配这两种能量的八种辅助力量。并且，这些新制造出的能量将在这个系统的中心"太冲"冲出。正是因为这十个非物质原则的存在，制造和使用的转化才得以实现，虚无宇宙才得以变为显现的宇宙，能量才得以生产、分配、使用和消耗，负熵才得以转化为熵。

　　古埃及的一些美丽的诗歌和符号也对宇宙的形成有着和古代中国相似的描述。

　　通过上面的介绍，我们发现无论在古中国或古埃及，数字都是我们认识宇宙的一个钥匙。有四种主要能量以及六种次级能量在生产制造层，有两种能量和八种次级能量在分配层。下面我们继续详细讲解分配层的能量系统。

第二层：能量的分配

为了详细理解能量的分配过程，我们首先回顾在中国传统理论中，宇宙和人体能量形成的起点。我们上一节讲到：在能量的生存层面，从太一衍生出道、阴、阳。这三种无形的、潜在的能量类似一个三维宇宙空间的三个轴向，而这三个轴向又确定了六个方向。但这仅是一个空虚的框架。我们重申，正是因为这十个起因（一中心、三轴向、六延展方向）的形成，才有了创造真实宇宙的可能性。

随着第一层这十个潜在表象的存在，第二层——分配层出现了，它由两种根本能量和由此而生的八种能量组成。两种根本的能量是：具有离心作用的阴的能量和具有向心作用的阳的能量。八种次级能量分别由以下八个符号代表：坤，象征大地，代表顺从的能量。艮，象征山，代表阻挡的能量。坎，象征水，代表向下的能量。巽，象征风，代表进入的能量。震，象征地震，代表破坏性的能量。离，象征火，代表重生的能量。兑，代表泽，代表交换的能量。乾，象征天，代表主断的能量。正是由于这十种后天的能量作用，真实的宇宙才开始显现，宇宙由此完成了由先天孕育到后天出生的转化过程：

- 阴气——离心能量
- 阳气——向心能量
- 坤（地）——顺从力
- 艮（山）——阻挡力
- 坎（水）——向下力
- 巽（风）——进入力
- 震（雷）——破坏力
- 离（火）——重生力

- 兑（泽）——交换力
- 乾（天）——主断力

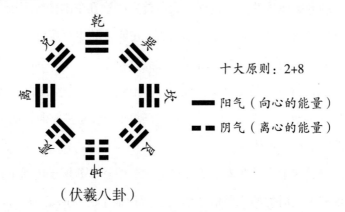

十大原则：2+8

━━━ 阳气（向心的能量）

━ ━ 阴气（离心的能量）

（伏羲八卦）

在实体宇宙开始形成之初，宇宙中离心的阴气和向心的阳气这两种不可分割的能量开始相互作用。开始是阴气从宇宙的中心点向各方向扩散，逐渐充满虚无，充实框架，使其饱满。然后，阳气也出自中心，在阴气的离心力膨胀到最高点时，发挥收缩作用，意在使阴气返回宇宙的中心点。因此，自阴气而生、具有向心力的阳气就与对立互补、具有离心力的阴气之间形成一种平衡，最终形成一个在其边界有表面张力的球形宇宙。

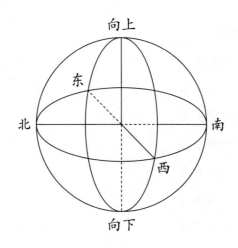

这个球有三个相互垂直的圆面：一个平面（东南西北）和两个相互垂直的立面（一个北天南地，另一个东天西地），并通过中心点构成一个三维空间，就像一个被切分为下部四瓣和上部四瓣的橘子。也就是说，八个带有方向的次级能量开始形成，它们直接源自向心的阳气和离心的阴气，源自阴阳两种能量的相互作用，同时也是阴阳能量的表现。

同宇宙产生的模式一样，人体能量的产生也遵循着阴阳两种能量及其八种次级力量的模式。如我们之前所说的宇宙从先天生产层面向后天分配层面转变一样，人体生产层面的能量，通过三焦制造出后天配送层面的两种主要能量（阴性的、离心的营气和阳性的、向心的卫气）和八种次级能量（奇经八脉中的八种能量）。营气和卫气由奇经八脉这个四阴四阳的仓库进行配送，并通过奇经八脉进行能量大小的调节。

人体内的二气和八项功能如下：

人体二气——营气、卫气。

八项功能——奇经八脉：冲脉—带脉、阴维脉—阳维脉、阴跷脉—阳跷脉、任脉—督脉。

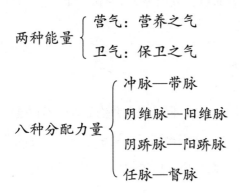

两种能量 { 营气：营养之气
卫气：保卫之气

八种分配力量 { 冲脉—带脉
阴维脉—阳维脉
阴跷脉—阳跷脉
任脉—督脉

- 冲脉：要冲、重要之脉。
- 阴维脉：维络诸阴之脉，维系调节阴经。

- 阴跷脉：人体轻健跷捷、动作之脉。

- 任脉：前正中线妊养之脉。

- 督脉：后正中线督统之脉。

- 阳跷脉：人体轻健跷捷、动作之脉。

- 阳维脉：维络诸阳之脉，维系调节阳经。

- 带脉：束带之脉，统束诸经。

两种基本的能量——离心之阴气和向心之阳气，以及其所次生的八种分配力量，是构成宏观层面的宇宙和微观层面的人体必不可少的中间环节。这是一种怎样的过程呢？我们首先假想，如前所述，这十种力量构成了一个圆形橘子样的天体；在我们眼前，这个天体有上面的四瓣和下面的四瓣。我们随后将观察到：就在这个天体里，在这十种力量的作用下，宇宙和人体的创造将非常符合逻辑，生命的孕育和出现也顺理成章地继续进行着。

我们首先看到的是，圆球表面和通过中心点的三个相互垂直的平面之间产生了若干交叉线。如果向心的阳气大于离心的阴气，而天地北南东西六支点固定不动，则我们的橘子表面就会收缩绷紧，就像一面鼓皮会沿交叉支撑的边缘绷紧一样。

碳和八面锥体：宇宙模式

于是，尽管内在的几何构架并未改变，但呈现在我们面前的不再是一个圆球，而是一个八面锥体。换而言之，我们得到了一块钻石，一个纯碳自然结晶时所呈现的天然多面体，而碳正是构成我们生物自然界的基础元素 [6]。

---

[6] 科学发现碳原子也具有相同的几何构造：两个电子距核心较近，四个较远！

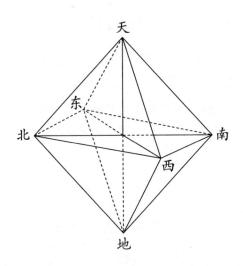

现在我们将这块钻石的八个面抛光，然后把它投向太空，使之成为太阳的一颗卫星。这颗钻石从此开始自转，同时也围绕太阳公转，就像地球一样。这两个旋转动作不停地改变着钻石表面与位于中心的太阳这个光源和热源的角度。接受光线的一面是热的，而与之反向的对侧，则处于阴暗寒冷的状态。

温差（热能差）自动造成能量的传递，这是一种能量的流动。我们知道，要输送电力，高压电线是必要的。为传递能量，我们有十二条高压线，十二条力量线来进行这项工作，那就是钻石的十二条脊。

至此，我们开始逐渐窥探到能量的第三层——能量的使用功能层的内容。能量使用，分为内部使用和外部使用。能量在外部的使用，有十二个部分，也就是我们直观能看到的支撑绷紧的八面锥体表皮的十二条力量线。能量在内部的使用，有十个部分，由于这十个部分在八面锥体内部，所以无法从外面看到。有了这二十二个内外部分、二十二个作用点，第一阶段所制造和第二阶段所分配的能量，开始被使用。

这个八面体的能量结构体，实际上由八个小四面体组成，是它们将中心和外围连接在一起。而这个能量结构体的形成，取决于离心的、扩散的阴气和向心的、收缩的阳气之间的相互制约与平衡。同时，这个能量结构体也是能量进行分配的物质基础。在大自然，阳光通过钻石和组成钻石的八个四面体传播；在人体，人的基本能量——营气和卫气则是通过奇经八脉传导和分配。

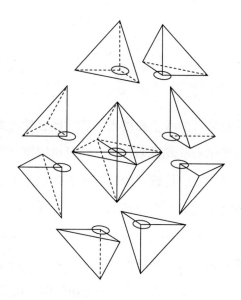

第三层：能量的使用

如果依照中国传统对宇宙的理解，认为宇宙有十种地气（天干）和十二种天气（地支），那么对应在人体上，传统中医认为人体内部有十种和能量功能相关的，并具有对应解剖结构的器官，即十个脏腑；外围有十二种能量流，即十二经脉。

人体内部功能的十个脏腑是：心、脾、肺、肾、肝、小肠、胃、大肠、膀胱、胆。除了这十个器官，还应加上另外两个隐蔽的脏腑：一个是三焦（其对应

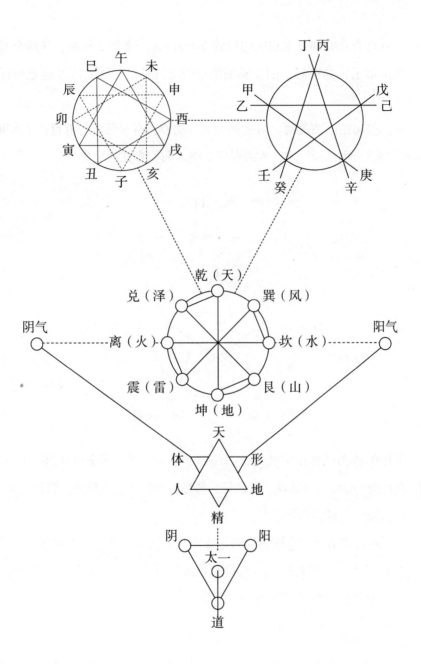

的解剖器官为具有外分泌功能的胰的部分），另一个是心包络。这两个脏腑的功能类似于人体交感、副交感系统中的交感神经紧张功能及迷走神经紧张功能。

脏、腑功能两两配对，对应一个五行功能。有关脏腑与五行：火及相火（潜藏的火）、土、金、水、木的对应功能，我们将在后面学习。

五 行

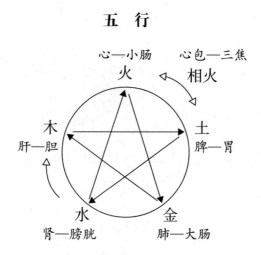

人体的外围能量使用通过十二经脉实现，这十二经脉是脏腑功能的天线，具体为：心经、小肠经、膀胱经、肾经、心包经、三焦经、胆经、肝经、肺经、大肠经、胃经和脾经[7]。

十二经脉在人体左右对称分布，线路从上肢或下肢起至头或颈部，共分六对，与"六气"相对应。六气指的是大气温度、湿度和气压的变化，经脉与六气的对应关系我们将在后面学习。

---

[7] 应注意区分外三焦（上中下三焦的外部功能）、内三焦（上中下三焦的内部功能）和三焦（胰脏的脏腑功能）、三焦经（经脉）之间的区别。

六 气

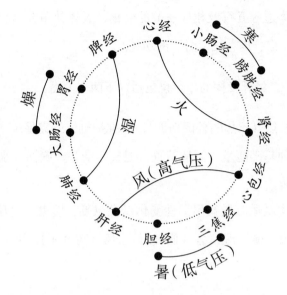

- 火（心经—肾经）和寒（小肠经—膀胱经）
- 湿（肺经—脾经）和燥（大肠经—胃经）
- 风或高气压（心包经—肝经）和暑或低气压（三焦经—胆经）

十二经脉将三百六十个左右对称分布的穴位连在一起，我们可以通过穴位来调节各经脉的相关功能。

这二十二个人体能量结构，就是人体能量使用的第三层。当第二层由奇经八脉所分配的两种能量——营气（血）和卫气（气）到达上述十个内部功能和十二个外围功能（相火即三焦和心包络，隐蔽于五行之中）之后，能量最终被人体使用。

脏腑主要发挥以下两大作用：

- 调节和推动内三焦（水谷之道）的运行，把元气、精气、谷气和清气四种根本之气转化为营气和卫气（血和气）。

- 调节人体适应五行及相应季节的变化，人体使用营气和卫气，以调整"筋、血、肉、皮、骨"的功能。

同样的，十二经脉发挥的作用也包括以下两个方面：

- 调节外三焦（三焦的外围功能），以维护机体的完整统一，为内三焦转化四种基础能量，制造营气、卫气作准备，确保"水谷之道"的正常运转。
- 调节人体以适应昼夜周期性变化以及温度、湿度、气压的变化；利用寒、火、燥、湿、暑（低气压）、风（高气压），即六气所带来的能量。

人体能量系统

人体的能量和动力配置可以概括如下：

第一层

➢ 四种潜在的基本能量：

- 元气：原本之气
- 清气：助燃之气
- 谷气：食物之气
- 精气：遗传之气

➢ 六种推动力量——外三焦预处理功能和内三焦转化功能：

- 经脉是外三焦的能量载体

- 脏腑器官和功能是内三焦的能量载体

第二层

➤ 两种可分配使用的根本能量：

- 营气：血
- 卫气：气

➤ 八种转化分配的辅助力量（由先天转向后天）：

- 奇经八脉

第三层

➤ 二十二个供使用的能量：

- 十个内部功能（脏腑）的能量
- 十二个外围功能（经脉）的能量

然而，上面所述的各种气或能量实际上只不过是同一种根本之气的不同表现，这个根本之气就是生命之气——元气，因其分布在不同阶段，有不同功能而被命名为不同的"气"。因为一切都是生命，一切都是精神，一切都是宇宙根本之气——太一的表现。

通过进一步分析人体能量系统，我们可以看到，能量系统应该由主能量系统和许多辅助能量系统组成。我们前面所讨论的都是主能量系统。而人体的辅助能量系统包括了经筋、经别、横络、纵络等。这些辅助能量中一部分具有左右对称的结构。因此，能量系统全表应包含以下内容：

- 潜在四气：元气、谷气、清气、精气

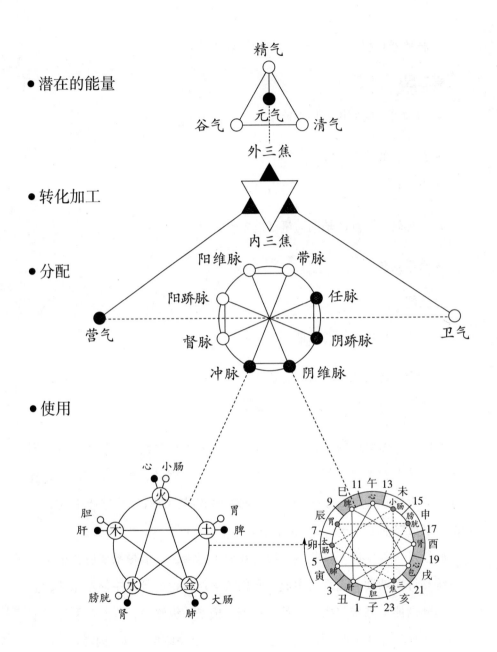

- 潜在的能量

精气

谷气　元气　清气

外三焦

- 转化加工

内三焦

- 分配

阳维脉　带脉

阳跷脉　任脉

营气　督脉　阴跷脉　卫气

冲脉　阴维脉

- 使用

心　小肠

火

胆　胃
肝　木　土　脾

水　金

膀胱　大肠
肾　肺

巳　11 午 13 未
9　心　15
辰　脾　小肠　申
胃　膀胱
7　太　肾　17
卯　大肠　酉
心　19
5　脾　包　戌
寅　肝　胆　焦　21
3　亥
丑　1 子 23

- 外三焦和内三焦：三焦的外围功能和中心功能
- 根本二气：营气和卫气，即血和气
- 奇经八脉
- 十二脏腑
- 十二经别：左右对称分布
- 十二经脉（正经）：左右对称分布
- 十二经筋：左右对称分布
- 十二横络：左右对称分布
- 十六纵络：其中十五个为左右对称分布

经别在正经和脏腑功能器官之间建立特殊联系。

经筋增加正经在人体表面的分布面积。

横络连接阴经与阳经。

纵络从每条正经的"络穴"或某些特殊穴位出发，"灌溉"身体的局部区域。

经络与脏腑的关系图

下图显示了经筋、正经、经别的组织结构，与脏腑的联系，以及横络将配对阴阳正经连接在一起的方式。

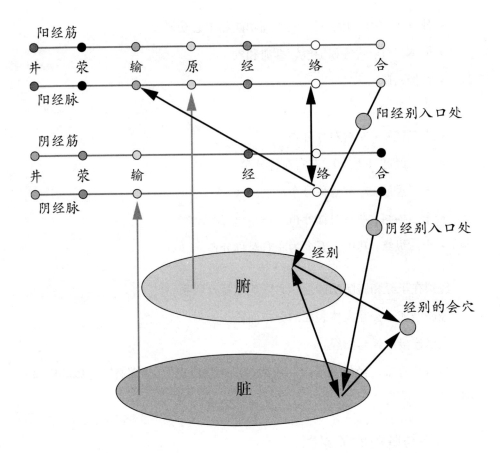

第三章　八纲辨证：气和血

学习传统中医以及中医的能量观点时，我们会看到八项基本规则（八纲），那就是阴阳、虚实、寒热、表里。八纲的概念涵盖了对能量体系的全部认识，包括其起源、生成、性质、分配、盛衰、生理功能、病理表现、水平、使用、调节，等等。在这里，我们只讨论八纲的基础知识。

阴阳

阴阳是有形宇宙出现以前的潜在能量的本质体现，如前所述，这种即将充满宇宙的二元性质由"道"而生，体现黑暗和光明的原则。

阴阳也是扩散和收缩（离心和向心）两种基本能量的本质，它们从宇宙的"三焦"生成，最后形成了宇宙（本书作者认为：扩散的性质属"阴"，收缩的性质属"阳"，这与现在中医教科书的观点相反，需要读者在后面的阅读中理解）。

阴阳是所有具有二元性质、对立互补的事物本质：膨胀—收缩、中心—外围、内在—外在、下—上、右—左、正—背、前—后、女—男、脏—腑、结构—能量、静止—活动、营气—卫气、血—气，等等。

这些关系看似简单，但实际情况却是相当复杂！当我们用阴阳的观念去定义一个事物的有形结构和这个结构所产生的能量的时候，往往会发现有形结构和能量的阴阳特性是相反的。即一个阴性的结构往往产生阳性的能量，一个阳性的有形结构却又会产生阴性的能量。那么又如何理解有形结构和能量的对立统一及其阴阳交错的现象呢？让我们先给"结构"和"能量"作如下定义：

"结构"的本质是"静态"的，但它可以是被动的或主动的（在能量的作用下）。

"能量"的本质是"动态"的，但它可以处于休息状态（潜能状态）或活动状态。

我们所关注的是能量的运作

我们用自行车的打气筒来说明这种关系：我们先堵上气嘴，然后拉开活塞杆，气筒内的少量气体即被扩张。此时，这部分气体就是一个扩张的、静态的结构，这就是个性能属"阴"的结构。但它同时也获得收缩的、向心的、尚处于潜在状态的势能。这个势能属"阳"，和气筒的阴性结构属性刚好相反。这是一种能够带来动态的能量，如果我放开活塞杆，它将缩回初始位置。

相反，如果将活塞杆拉开，然后将气嘴堵上用力下压，气筒内的气体将被压缩。此时，这部分气体就是一个收缩的、静态的结构，这个结构属"阳"。但是，这种阳性的结构获得了一种扩张的、离心的、潜在的势能。这个势能属"阴"，和气筒的阳性结构属性相反。这也是一种动态的能量，当放开气缸时，气筒顶端将弹起。当压下活塞杆的力量越大，弹起的力量也越大。

所以，对人体而言，心脏在结构上属"阳"，是一块有密度的、收缩的、活动的肌肉。但是，它把血液送到全身，是离心的运动，在能量的性质上，属"阴"。所以，这个阳性的结构产生的是阴性的能量。至于小肠，它是个长长的器官，用以容纳被消化食物，并通过慢慢蠕动的方式推动食物前进，因此小肠是一个膨胀的、离心的阴性结构；但在对食物进行浓缩和消化的同时，小肠获得一种向心的、浓缩的阳性能量。

同样，能够生成火的物质都具有收缩的、密集的性质，属阳，当火生成的时候，其能量（热）是向外扩散的，属阴；而寒性的物质都具有扩张的性质（如水结冰后体积增大），属阴，其能量则向内收缩，属阳。

我们可以由此得到人体各种结构的阴阳属性：

- 皮肤和肌肉的能量为阳，皮肤和肌肉可以保护身体，正是因为其能量向内收缩的表面张力。
- 体内能量为阴，人体因血得以营养。
- 阳经位于身体背面，阳的本质是在后面、表面，保护人体不受外部病源侵害。
- 阴经位于身体腹部，其功能为濡养人体。
- 腑（包括胆囊、小肠、胃和胰、大肠、膀胱）的能量为阳，腑储存、转化、消化食物和水，浓缩纯净能量，然后向体外排放由于消化和呼吸产生的混浊能量。
- 脏（包括肝、心、脾、肺、肾）的能量为阴，脏储存腑从元气、谷气、清气、宗气中提取的纯净能量，并通过血供给全身。
- 气（能量）是向心的、活动的，属阳，其功能是保护（体表张力）、维持体表温度、浓缩和转化。
- 血（血的能量）是离心的、稳定的，属阴，其功能为分配、涵养、维持体内温度和扩张。扩张到极限后，血（血的能量，阴）改变方向并转变为气（阳，向心的）。
- 浓缩的、沉重的、活动的（生理上）实体结构为阳，其能量为阴（离心的）。脏的结构为实体结构。

- 松散的、轻浮的、稳定的（生理上）空心结构为阴，其能量为阳（向心的）。腑的结构为空心结构。

请注意！没有任何事物是纯阴或纯阳的：阳极能转为阴，阴极也能转为阳。

为进一步学习掌握各种能量的特性，熟悉阴阳关系，我们现在对自主神经系统中的交感神经和副交感神经的功能进行分析。

交感神经和副交感神经

我们知道，神经冲动源于交感神经和副交感神经系统。为了便于理解交感神经和副交感神经的运作，我们先来看看人体三大器官系统生理的基本定义：

- 五脏——心、脾、肺、肾、肝，其共同点是快速输送血液，向机体其他部位分配血液所承载或需要卸载的物质。
- 六腑——小肠、胃、大肠、膀胱、胆囊和胰（外分泌），其共同点是储存并缓慢传递物质或体液，从中提取浓缩纯净能量，然后将这些物质或液体按既定方向排出。
- 五种身体组织（五体）和感觉器官（五窍）——这些组织和器官与人体内部的五脏六腑相联系。这五种组织分别是脉、肉、皮、骨、筋，五种感觉器官分别是舌、唇、鼻、耳、眼。它们的共同点是对物质和水进行调配、使用或进一步代谢，然后将它们按既定方向输送。

上面三个系统都具有两方面特征。

➤ 系统的内部，体现了其主要的功能：

- 脏的分配功能

- 腑的储存功能

- 五体和五窍对物质和水的调配、使用或代谢功能

➢ 系统的外部，表现了一种由括约肌构成的开关功能（这些括约肌或者是解剖可见的括约肌，或者仅是理论上的括约功能，但不存在解剖结构。在正常情况下，这些括约肌有的处于开启状态，有的处于关闭状态）：

- 脏的括约肌开启时，能量进行分配

- 腑的括约肌关闭时，能量进行储存

- 五体和五窍括约肌开启时，对物质进行调配、使用或代谢

交感神经和副交感神经分别对上述三个系统产生作用：交感神经兴奋，产生紧张；副交感神经兴奋，则抑制紧张。

因此，对五脏来说，交感神经加快收缩节奏，关闭括约肌。比如心脏，交感神经引发动脉血管收缩（括约肌关闭），加快收缩节奏。从能量角度来看，交感神经提供了阳的能量，即加速、收缩的作用。而副交感神经相反，提供了减速、扩张的阴的能量。

自主神经系统	五　　脏		六　　腑		对应身体器官和感觉器官	
	动向	括约肌	动向	括约肌	功能	括约肌
交感神经	加快 阳	关闭 阳	减慢 阴	关闭 阳	加快 阳	打开 阴
副交感神经	减慢 阴	打开 阴	加快 阳	打开 阴	减慢 阴	关闭 阳

对六腑来说，交感神经减慢收缩节奏，关闭括约肌。比如肠道，交感神经减弱蠕动，关闭肛门括约肌。此时，交感神经提供了减速的阴气作用和收缩的阳气作用。相反，副交感神经提供阳气的加速作用和阴气的扩张作用。

对五体和五窍来说，交感神经加快物质代谢并打开括约肌。比如，交感神经促使肌肤或感觉器官毛孔张开、出汗并引起支气管、瞳孔扩张，以及心肌血管扩张。此时，交感神经提供了阳气的加速作用和阴气的扩张作用。而副交感神经则相反，提供了阴气的减速作用和阳气的收缩作用。

最后，我们重申：事物不是绝对的阴或绝对的阳，而是阴中有阳，阳中有阴，问题只是阴阳的比例多少。因此，当我们说人体能量系统运转正常，或更准确地说身体健康，是指人体内阴阳合适的比例，即约三分之二阴（血，生命的能量），三分之一阳（气，体表张弛力）。

阴阳失调

中医认为，气或能量是机体运转的动力，而气具有两面性，因为气是由阴阳两个对立而又互补的方面组成。我们前面已经讲到，气有多种形式，有无所不在、无时不有的元气，也有谷气、清气和精气。这四气经三焦转化为营气和卫气，由奇经八脉以血和气（阴能量和阳能量）的形式分配给五脏六腑和经络使用，以保证机体运转，调节机体以适应所处环境的变化。

为加深对阴阳关系的理解，我们先来了解一下中医对人体生理、病理的认识及中医的诊断方法。从阴阳的角度来看，阳症可以有两种不同的原因，即阴不足或阳过盛，但症状的表现却十分相似。同样，阴症可以由阳不足或阴过盛造成。因此，我们应依据这个辨证原则来调节施治，对于上述阴阳病症分别采用完全不同的治疗方法。

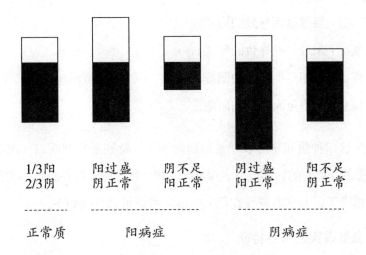

| 1/3阳 | 阳过盛 | 阴不足 | 阴过盛 | 阳不足 |
| 2/3阴 | 阴正常 | 阳正常 | 阳正常 | 阴正常 |

正常质　　　阳病症　　　　　　　阴病症

治疗方法：

- 由阳过盛导致的阳症：泻阳，除去多余的阳。
- 由阴不足导致的阳症：补阴。
- 由阴过盛导致的阴症：补阳（用阳消耗过盛的阴），绝对不可整体泻阴，因为阴是人体生命之本。
- 由阳不足导致的阴症：同时补阳补阴，因为阳能耗阴，阳增加后必须增加阴。

如果对上述四种阴阳失衡情况辨别不清，任何诊断和治疗都将不会准确。

虚实

如果各种能量性质可分为阴阳，其数量则可分为正常、不足（虚）或过盛（实）。不论是三焦产生的营气、卫气，还是脏腑功能和经络中的气和血，所有能量都遵循这个质和量的调节规律，从而衍生出以下四种情况：

- 实症：阴过量而导致的阴实。
- 实症：阳过量而导致的阳实。
- 虚症：阳不足而导致的阳虚。
- 虚症：阴不足而导致的阴虚。

能量这四种质和量的表现是诊断的基础，特别是在判断血（深层能量，阴，扩张的，离心的）和气（表层能量，阳，收缩的，向心的）的质和量时。在通常情况下，判别血或气在量上的虚实特征可以总结如下：

气血量虚实的常见特征

虚　症	实　症	虚　症	实　症
呼吸缓慢、短促、无力，苍白，畏寒	呼吸有力、粗大、快速，面红，发热	气虚：脉迟，情绪低落	气实：脉数，情绪亢奋
脉象虚，后置（比正常位置靠后[8]）	脉象紧，前置（比正常位置靠前）	血虚：脉细小，贫血	血实：脉洪大，充血，多血
虚　症	实　症	虚　症	实　症
疲倦，怠惰，抑郁，腹泻	活跃，亢奋，便秘，肌肉僵硬	表虚：瘙痒，虚弱，水肿，按后凹陷	表实：挛缩，水肿，按后不凹陷
四肢麻木，感觉迟钝	闷痛或剧痛	里虚：肢寒体冷，动作迟缓	里实：发炎，兴奋

此外，阴阳在质上的不足或过剩有以下主要特征：

---

[8]　详见第十五章："诊察病患"。

不　足		过　盛	
阴	阳	阴	阳
右腕脉或深层脉无力	左腕脉或表层脉无力	右腕脉或深层脉有力	左腕脉或表层脉有力
内寒，四肢热	外寒，出汗	内热，四肢冷	外热，皮肤干
体瘦无力	体胖，面色苍白无力，形态软绵	体胖有力	体瘦有力，形态坚实

我们可以通过下面的穴位来调节血和气的质和量：

- 血量：三阴交
- 气量：足三里
- 血阴：气海
- 血阳：中脘
- 气阴：大椎（百劳）
- 气阳：百会
- 阴经气量，深层的脉及右脉：内关
- 阳经气量，表层的脉及左脉：合谷

根据上述原则[9]，气血虚实调节总表列出如下：

血	实	补足三里	阴主导	太渊脉满	补中脘
			阳主导	太渊脉弦	泻中脘
	虚	补三阴交	阴不足（阳主导）	太渊脉沉	补气海
			阳不足（阴主导）	太渊脉浮	补中脘、气海

---

[9] 　详见之前所描述的阴性病症和阳性病症。

	实	泻足三里	阴主导	人迎脉满	补百会
气			阳主导	人迎脉弦	泻百会
	虚	补足三里、三阴交	阴不足（阳主导）	人迎脉沉	补大椎
			阳不足（阴主导）	人迎脉浮	补百会、大椎

阴 经	右腕脉或深层脉	有　余	补合谷
		不　足	补内关
阳 经	左腕脉或表层脉	有　余	泻合谷
		不　足	补合谷、内关

阴阳错杂

如果一个病人出现疼痛，那么我们可以根据疼痛的性质（阴或阳）和气血在量上的表现，用同样的治疗思路去解决阴阳错杂的复杂情况。具体调节方法总结如下：

	量	取　穴	疼　痛	取　穴
血	实	补足三里、合谷	阴	补中脘
			阳	泻中脘
	虚	补三阴交、内关	阴（阴血淤）	补气海
			阳（阳血淤）	补中脘、气海
气	实	泻足三里、合谷	阴	补百会
			阳	泻百会
	虚	补足三里、合谷、三阴交、内关	阴（阴气滞）	补大椎
			阳（阳气滞）	补百会、大椎

阴或阳淤滞症状导致了少量气或血聚集在某一部位，造成了这个部位

的气血不足，淤滞和不通，从而引起阴性或阳性的疼痛。咽炎是个典型的例子，是由肺的阳气淤滞于咽部所致。

寒热

对人类和动物的生命而言，体温的问题非常重要。

有关体温，还有一段流传了五六千年的传说：很久以前，古代中国的一群小孩爬上树寻找鸟巢，就像现在的许多小孩一样。一天，也许是因为比别的孩子更机灵，一个小孩忽然想到：鸟在巢穴里生蛋，而蛋中的生命活力又在合适的温度下，奇迹般地破壳而出。因此，遇有巢穴和温度，不就会有生命出现吗？生命的活力不总是在有巢穴和温度的地方表现吗？

于是，小孩从这个理论得到启发，并在自己身上实践。他发现，在他身体上有许多特殊的孔穴，只要用烧红的枝条对这些穴位烧灼，体能就会增加，身体的抵抗力和力量也大大增加。他不仅发明了灸法，也发明了气的导引术，还有经络、穴位、三焦、奇经八脉、五行，六气，以及人们对健康和疾病的理解……

我们前面提到，寒症或热症和阴阳质量变化有关，而这种阴阳质量的变化通常以血和气的形式表现，常见症状有：

阴（血）不足	阳（气）不足	阴（血）过盛	阳（气）过盛
内寒，四肢热	外寒，出汗	内热，四肢冷	外热，皮肤干燥

- 过寒是血滞缓动（阴）的表现，由气（阳）血（阴）循环过慢和气血不足引起。

- 过热是充血过快（阳）和炎症的表现，由气（阳）血（阴）流动过快引起。

现在我们来看看感受寒邪或热邪时的症状，因主要与血的性质有关，所以表现形式如下：

寒		热	
内	外	内	外
血阳虚 （阴症明显）	外受寒或 外感风寒	血阳盛	外受热或 外感风热
不喜饮或喜热饮 小便清长，大便稀溏 面色苍白，形寒骨冷 脉迟沉无力	身剧痛（位置不变受寒，位置不定受风） 神经痛	口渴喜饮冷 小便短赤，大便秘结 四肢发热，烦躁不宁 皮肤红赤、干燥，脉数满或紧	面色红赤 发热（位置固定受热，位置不定风热） 发烧或不发烧

寒为主时，暖身宜用艾灸法。热为主时，降温可用针穴法。

表里

我们讲血（内部能量）和气（表面能量）时已经提到过表和里[10]，讨论过气和血的质或量上不足以及过盛的主要表现。

过寒时，我们要用艾草灸经络的穴位为身体提供能量。过热时，可以用针刺穴位的方法来调节。

但是，我们还必须进一步了解，表和里两个不同的能量层面，拥有各自更多的特殊功能。整体上，这些特殊功能依然符合外围功能（外三焦）和中心功能(内三焦)的调节规律(第一层：能量的制造)[11]；它们也符合"五行"、

---

[10]　见前文"气血虚实的常见特征"。

[11]　详见第二部分："能量的制造：三焦"。

"六气"的法则（第三层：能量的使用）[12]。

同时，我们还应注意人体表层的各种能量结构[13]，因为它们与正经相连，它们是：

- 经筋：平行于正经分布在人体表面。
- 横络：正经向其对应正经（阴阳对应）联系的通道。
- 纵络：渗灌身体的一些特殊区域的通道。
- 组络：将手足三阴三阳正经分组相连的通道。

最后，我们要特别强调一个沟通表里的能量结构：

- 经别：与脏腑的表里经相连并最后连接到头、项。

我们后面将学习每一条特殊能量结构的分布、工作方式、症状及治疗方法[14]。

---

[12] 详见第四部分："能量的使用：脏腑与经络"。

[13] 参见第二章："宇宙和人体的能量"。

[14] 参见第十四章："经脉辅助系统的循行路线、病症与治疗"。

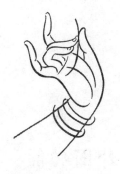

第二部分

能量的制造：三焦

A

三焦的外围功能：外三焦

第四章 六经及其调节功能

十二正经两两一组而构成六对经脉，具有一系列功能，以保证将可能妨碍机体正常调节的不和谐因素排出体外。

我们前面讲过，经脉功能可以从以下两方面来讨论：

- 调节人体以适应昼夜周期性变化以及温度、湿度、气压的变化；利用寒、火、燥、湿、暑（低气压）、风（高气压），即六气所带来的能量。
- 调节外三焦（三焦的外围功能），以维护机体的完整统一[15]，为内三焦转化四种基础能量，制造营气、卫气作准备，确保"水谷之道"的正常运转。

我们现在透过能量的六层防御[16]，来讨论第二方面的功能。

- 太阳经（小肠经—膀胱经）的防御功能是排泄。机体的吸收、濡养、血液的能量供应以及有毒液体、尿、汗的正常排泄，都是由小肠和膀胱完成的。

---

[15] 雅克·马丁哈慈（Jacques Martin-Hartz）在其著作《玉龙针灸集》(Le Dragon de Jade Atlas d'Acupuncture，赛尔苏斯基金会出版社）中结合张仲景（150—219）的《伤寒论》和德国巴登巴登市雷克韦格医生（Dr Reckeweg）的《同类毒物学》(Homotoxicology)对经脉此项功能进行了总结。

[16]《黄帝内经·素问·热论篇第三十一》对六层防御的次序作了明确的论述。

六经防御功能

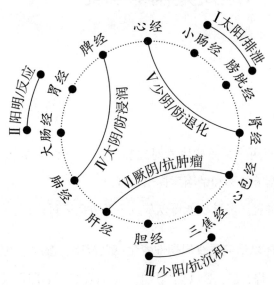

- 阳明经（大肠经—胃经）的防御功能是反应。排泄功能如果没有反应功能的支持，正常粪便的排泄将无法顺利完成。

- 少阳经（三焦经—胆经）的防御功能是抗沉积。此功能可防止在机体内沉积各种形式的结石：唾液腺结石、肾结石、胆结石、囊肿或良性肿瘤。

- 太阴经（肺经—脾经）的防御功能是防浸润。此功能可以防止毒素在器官和组织内积聚。毒素积聚可导致溃疡、偏头痛、哮喘、湿疹、风湿、肺结核及淋巴系统疾病。

- 少阴经（心经—肾经）的防御功能是防退化，即避免各种器官退化，尤其是心肾器官退化。心肾器官退化通常表现为糖尿病、心血管疾病、高血压、低血压等。

- 厥阴经（心包经—肝经）的防御功能是抗肿瘤。此经脉阻止激增细胞的扩散，并以此构成维护机体的完整统一的最后防线。

正经症状及治疗

正经的诊断（经脉）

经　脉	补穴	泻穴	虚	实
手太阴肺经 配对阳经： 手阳明大肠经	太渊	尺泽	气短不足 肩背寒冷 面色不定 喉咙痛 咽峡炎 干咳无痰 梦见白色	气喘息粗 咳嗽痰多 肩背肋疼痛 面色苍白 自汗 尿频 打喷嚏 梦见恐惧场面
手阳明大肠经 配对阴经： 手太阴肺经	曲池	二间	腹泻或便秘 皮疹、瘙痒 肢寒体冷 不易温暖 喜苦味	便秘腹痛 口干舌燥 唇裂体热
足阳明胃经 配对阴经： 足太阴脾经	解溪	厉兑	消化不良 泛吐清水 面赤，眉骨痛 情绪激动，流泪 悲伤 足冷	胃痉挛，胃痛 胃酸，胃酸过多 口舌生疮 做噩梦 皮疹 痤疮
足太阴脾经 配对阳经： 足阳明胃经	大都	商丘	排泄量大 9点至17点间困倦 胃胀气 消化不良 足冷无力 梦见建造房屋	腹胀 面黄 排泄少 关节疼痛 长吁短叹，悲伤忧愁， 顽念不散 梦见唱歌和音乐

经　脉	补穴	泻穴	虚	实
手少阴心经 配对阳经： 手少阳小肠经	少冲	神门	忧伤，不笑 面色白 情绪低落，恐惧， 焦虑不安 用力时气喘吁吁 夜间盗汗，失眠 梦见失火	笑不能止或喜悦流泪 面赤 思绪不定，精神亢奋 心绞痛 梦见节庆场景
手少阳小肠经 配对阴经： 手少阴心经	后溪	小海	嘴唇青紫，四周发白 身瘦 尿频量多 大汗淋漓	面色深红，口干舌燥 口舌生疮，咽喉脓肿 小便短少 欢笑
足太阳膀胱经 配对阴经： 足少阴肾经	至阴	束骨	头脑混乱 阳痿 昼夜尿频 遗尿 膀胱炎 肠道蛔虫	激动 勃起过度，勃起异常 前列腺炎 尿潴留 排便时头痛
足少阴肾经 配对阳经： 足太阳膀胱经	复溜	涌泉	举棋不定，言语混乱 尿频，尿清，味重 腿足厥冷 汗多 梦见水面宽广、行船 或溺水	莽撞冒失 面色灰白 小便少，颜色深 下肢沉重，发热，疼痛 口干舌燥 头痛 梦见解不开腰带， 梦见害怕溺水
手厥阴心包经 配对阳经： 手少阳三焦经	中冲	大陵	精神抑郁 体倦，不高兴 性能力强 喉咙僵硬	心情沉重，发脾气 心跳，隐痛，引起焦虑 喘息，高兴，爱笑 充血性头痛，口臭

经 脉	补穴	泻穴	虚	实
手少阳三焦经 配对阴经： 手厥阴心包经	中渚	天井	体倦神疲 悲伤，无聊 四肢不听使唤 小便过少 偏头痛，落枕	忧伤，不高兴，易怒 失眠 遇风疼痛，位置不定 气短懒言 大量排尿 食欲不振
足少阳胆经 配对阴经： 足厥阴肝经	侠溪	阳辅	失眠 游走性疼痛 胸、下巴痛 脸颊、下巴肿胀 乳房肿胀	嗜睡 长叹息 易怒 清晨醒来时口苦 全身关节痛 腿膝麻木 下肢浮肿
足厥阴肝经 配对阳经： 足少阳胆经	曲泉	行间	恐惧 面色蜡白 大便干燥，色黄灰 阳痿，性欲低下 大腿疼痛，小腹痛， 咽喉痛 经常性血肿 凝血缓慢 梦见绿色草木	易怒，不满 面色青紫 小便不利，尿痛 腰酸痛 生殖器疼痛 梦见生气争吵

正经的治疗

调节经脉平衡，可根据具体情况使用每条经脉的补穴或泻穴。

• 如系实症，则首先补配对阴经或配对阳经的补穴，然后泻实症经脉本经的泻穴。

- 如系虚症，直接在虚症经脉的补穴施补[17]。

补穴及泻穴表

阴经	肝	心	心包	脾	肺	肾
补穴	曲泉	少冲	中冲	大都	太渊	复溜
泻穴	行间	神门	大陵	商丘	尺泽	涌泉
阳经	胆	小肠	三焦	胃	大肠	膀胱
补穴	侠溪	后溪	中渚	解溪	曲池	至阴
泻穴	阳辅	小海	天井	厉兑	二间	束骨

示例：病人表现为大肠经（阳经）实症，有大便干燥、口干舌燥、嘴唇皲裂、身体发热的症状，应先补配对经脉（阴经）的补穴，即补肺经太渊，然后泻大肠经本身的泻穴二间。

反之，若病人表现为大肠经虚症，伴有大便稀溏、皮疹、瘙痒、发冷的症状，则应直接补大肠经的补穴曲池。

但是，影响外三焦维持机体完整的病症会反映到正经，并因为正经中含有八脉交会穴，这些病症也同时会反映到奇经八脉。实际上，我们应该记住，正经的能量来自奇经八脉，由于这种相互关系，维护机体完整的功能一旦被突破，就会使以下病症阶段随即出现，在每个阶段中，相关正经和奇经八脉都会受到影响。

- 在病症的第一阶段，即太阳或排泄阶段，小肠经和膀胱经会受到影响。膀胱经有 67 个穴位，其中有一连串与脏腑功能相关的俞穴[18]。此外，

---

[17]　有关正经和六气的治疗，参见第十三章："外邪及其治疗"。

[18]　见第十一章："募穴及背俞穴"。

六经防御功能

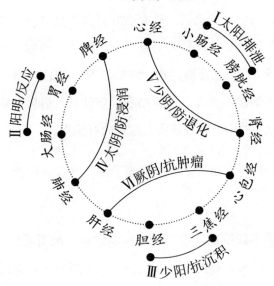

还有两条非常重要的奇经与太阳经相连：一条是督脉，通过八脉交会穴后溪与小肠经相连；另一条是阳跷脉，通过八脉交会穴申脉与膀胱经相连。因此，在第一阶段，机体拥有一条最强大的防线。一旦防线被突破，出汗和腹泻就会发生。

- 在病症的第二阶段，即阳明或反应阶段，机体由大肠经和胃经维持平衡。这是唯一一对阴阳平衡的正经[19]，而且与奇经没有任何联系。当它们功能紊乱时，会出现常见的肠胃炎。在此阶段，前一阶段的正常排泄被炎症引发的排泄所取代。这种炎症是必要的，如果没有炎症反应，排泄将不会发生。

---

[19] 《黄帝内经·素问·血气形志篇第二十四》："太阳常多血少气……阳明常多气多血。"

- 在病症的第三阶段，即少阳或沉积阶段，涉及三焦经和胆经所组成的正经，它们分别通过八脉交会穴外关和足临泣与带脉和阳维脉相连。此阶段的机体仍拥有一条良好的防线，但如果第二阶段的反应能量不足，将无法排除毒素；如果本阶段少阳防线也被突破，机体内就会产生局部的积垢，如肾结石、胆结石、囊肿、良性肿瘤，同时也会造成某些神经系统伤害，常见的有偏头疼。

需要注意的是，上面三个阶段都属于阳，具有表面特性，所以比较容易扭转。

- 在病症的第四阶段，即太阴或浸润阶段，配对正经为肺经和脾经，并通过列缺和公孙两个八脉交会穴引入两条重要奇经——任脉和冲脉。此时病症已经变得严重了，因为已经从腑的天线阳经转到脏的天线阴经里了。毒素不断在组织里积聚，导致肺结核、风湿性关节炎、强直性脊椎炎，等等。或者腺体系统会受到影响，胰腺囊肿性纤维性变即为一种可能的结果。[20]
- 在病症的第五个阶段，即少阴或退化阶段，心肾的防御能力减弱，只有一条奇经即阴跷脉，通过照海在运行。这时，人体试图在寒热间建立协调的运行。各器官由于心血管问题，高血压、糖尿病等开始退化。
- 在病症的第六个阶段，即厥阴或肿瘤阶段，只留下了单独一条防线：拥有内关的阴维脉。心脏经过心包和肝而开始受到损伤，致命疾病

---

[20] 胰腺囊肿性纤维性变与 CFTR 基因变性有关，对其的能量分析说明了脾经的作用及脾功能失调所造成的影响。有关内容请查阅：www.cornelius-celsus.ch。

也随之开始。这个阶段被贴上了肿瘤的标签，因为器官无法控制细胞的异常分裂。[21]

应该要注意的是，因为相近的关系，第一个阶段（排泄）可能会直接到第五个阶段（退化）；同理，第二个阶段（反应）可能会直接到第四个阶段（浸润）；而第三个阶段（沉积）可能会直接到第六个阶段（肿瘤）。[22]

正如我们所说的，针对这六层病症的治疗，需要保持三焦层面的完整性，即三焦的外围功能，见奇经八脉的治疗方法。[23]

---

[21]　见第八章："奇经八脉的循行路线、病症与治疗"。对于人类基因，尤其是 P 53，即抗癌蛋白质基因的能量分析，显示了奇经八脉调节能量的重要性和心经及其功能失调对于大多数癌症的重要影响。有关内容请查阅：www.cornelius-celsus.ch。

[22]　治愈过程也可以以反方向进行，从第六期到第三期，第五期到第一期，第四期到第二期。

[23]　见第八章："奇经八脉的循行路线、病症与治疗"。

B

三焦的中心功能：内三焦

第五章　三焦：水谷之道

水道

传统中医主要从两方面认识水：

- 水是物质的一种，具有我们通常所知的各种要素。
- 作为五行元素之一，水与火互相对立，又互为补充。五行元素包括水、木、火、土、金，分别代表寒、风、热、湿、燥。

因而，肾水和肾火是所有生物体运作的根源：肾火与心（手少阴心经）相连，传递热量到身体各个部位，最后被肾水冷却（五行中的水：寒）。

我们所吃的食物，包括食物中所含的水分，经由三焦进入身体并被吸收、输送、消化、使用直至排泄，三焦也可以说是水和谷物的通道。水谷进入胃后，在中焦这一层次，食物被分类并分解成：

- 含有渣滓的液体，流向小肠。
- 干净有用的液体，被吸收并流向脾。

在人体的小肠里，对液体进行进一步的细分处理：干净有用的水被送往脾，剩余的液体则被送往膀胱和大肠。通过脾，干净有用的液体进入上焦、心脏和肺。因而，脾有"传送和转化"的功能，这一功能需要肾的支持。干净有用的液体随后变成津和液。血不包括在内。

- 津分布在人体表皮，与防御能量有关。津布满人体组织，使人体气孔黏膜保持湿润。
- 液分布在人体内部深处，主要由滑液组成，为关节提供足够的润滑剂，并为人体的淋巴液和脑脊髓液（骨髓、脊髓和脑髓）供给养分。

在上焦，液体经过肺，一部分经过心脏，心脏为血提供动力。肺通过呼吸控制能量（气），调节气及体液的宣降，将能量及水送往肾，也就是把能量及液体发送到全身。

总之，血通过两个腑和四个脏发挥作用：

- 胃、小肠和脾提供液体和相关组成物质，制造了血（脾的作用是将血输送到上焦，并使之进入血管进行调节）。
- 心脏是血的控制中心和循环中心。
- 肺确保其分配与宣降。
- 夜晚人体处于睡眠中时，肝脏储存并净化血液；到了白天，肝脏根据人体的需要将血液分配到各个部分。

体液及黏稠的液体（津和液）始终在人体里定向循环，肾脏对它们进行加热，并把它们输送到人体上部，然后由肺进行冷却与清洁净化，然后把这些津和液重新输送回人体下半部分。

最后，当津和液完成在人体中的使命后，膀胱就将它们从其他液体中分离出来，并以尿液的形式排出人体，因此，膀胱扮演了排泄器官的角色。

针对体液的主要穴位

功　能	方　向	主要穴位
生　产	中　焦	气海、中脘、梁门、天枢、足三里、章门、脾俞、胃俞
调　节	三　焦	太溪、照海、复溜、肾俞、小肠俞、三阴交、膻中
循　环	负责将津液从脾输送至肺	食窦、太溪
	负责将津液从肺输送至肾	俞府、中府、太渊、气海、肺俞、天突
	肾接收	肾俞、小肠俞
排　泄	下　焦	水分、阴陵泉

体液的生理衍生

孕妇的羊水属血，如果羊膜在妊娠期过早破裂，就相当于失血。

生产后，乳汁也是一种体液。脂肪也是，它象征水和火的结合。

体液的病理衍生：黏液和痰

黏液和痰是津液的病理衍生，也可统称为"痰"。当体液循环不良而停滞时，会形成痰。这是由于肝、肺或肾的紊乱，但主要还是因为脾虚。脾的运化功能不佳，津液积聚，转化为两种痰：

- 有形之痰，如鼻腔或气管黏液。
- 无形之痰，停留在皮肤、心或关节。

诱发因素

- 不良饮食：酸性食物、大量甜食、生冷饮食、营养不良，都会造成脾虚，并影响其运化功能。

- 情志因素：引起肝火上炎，生痰。
- 体液循环不良：若肺不能使津液下降或者肾无法接收或使其上升，又或者肾排泄功能不佳，水液则会积聚而生痰。

痰症及其治疗

有形之痰

位置	症　状	治　　疗
脾胃	呕吐、胃胀、腹胀、黏液便、口干	补：足三里、天枢、中脘、气海、阴陵泉 泻：丰隆
肺	喘息性气管炎、咳嗽、咳大量痰、面肿	补：太渊、肺俞 泻：天突、脾俞、丰隆

无形之痰

位置	症　状	治　　疗
皮肤	皮下囊肿、结节、神经节、脂肪瘤	泻：丰隆、臂臑
心	精神失常、谵妄、歇斯底里、异常兴奋、癫痫等	泻：内关、神门、百会（后顶）、水沟（素髎）、巨阙、丰隆、合谷、太冲
关节	关节炎、风湿	补：厉兑 泻：太白、丰隆 补：大都

痰的性质与五行 [24]

	风痰（木）	热痰（火）	湿痰（土）	燥痰（金）	寒痰（水）
病因	肾、心、肝等阴虚→风动	热灼津液	脾虚湿盛	阴虚阳盛	气虚、寒→痰凝
症状	眩晕、眼花、咽痛、颤抖、心悸、偏瘫	黄稠痰、面红、口干、舌红苔黄、兴奋	大量痰、食欲不振、胸闷	痰稠、口干、咽干、血痰	白稠痰、舌苍白苔白、畏寒
治疗	补： 肾俞—小肠俞 太溪—肝俞	补： 太渊	补： 中脘—水分	补： 孔最—地机 三阴交—太溪关元	补： 气海—中脘 合谷—列缺 肺俞—命门
	泻： 太冲—风池 丰隆	泻： 内关 肺俞—脾俞 丰隆	泻： 天突—脾俞 尺泽—丰隆 吸气困难泻肾俞—小肠俞 呼气困难泻太渊—肺俞	泻： 中府—肺俞 天突—丰隆	泻： 尺泽

下一章我们将加深对三焦"水谷通道"、相表里脏腑功能失常方面的理解。

---

[24] 见第九章："脏、腑与五行"。

第六章　脏腑的相互作用和功能失调

脏腑的功能可以从两方面来考虑：

- 按照五行及相应的季节变化，人体使用营气和卫气，以调整"筋、血、肉、皮、骨"的功能。
- 调节水谷之道，即三焦（制造营、卫之气）的调节和运作。

让我们来看脏腑功能的第二个方面：下面的表格指出了上焦、中焦和下焦，脏与脏之间及与其相表里的腑（阴／阳）之间的关系。

脏腑	功　能	病　症
心肺	**气和血的关系** 血循环依仗肺气——元气、精气（肾）和谷气结合清气，给予心脏动力	如果肺气耗尽，则心脏缺少动力→循环减缓，肺脏无法获得血液的营养供给→支气管炎，哮喘，心律不齐 血滞→一边刺痛，心绞痛，冠心病，咳血 心火克肺金→咳嗽，咳血
心脾	**心支配由脾生成的血**，留于经脉。 脾气和心血相互依赖	脾虚→心血不足→失眠，眩晕，健忘 脾气不足→出血
心肝	**心掌管循环，肝调节循环。** 静息时，肝储存血；运动时，肝把血输送到身体各处	肝气淤滞损伤神→沮丧，情绪不佳，心悸，失眠，噩梦，精神紊乱

脏腑	功　　能	病　　症
心肝	**心主神**（整体的神智），肝具有疏泄的功能，**进而调节情绪**	肝火过度攻心→中风，"肝风内动"
心肾	**肾阴、肾精需上升**以养心阴而制心阳，**心阳需下降**以暖肾阳。如果阴阳不交，精和气就会分散和消失	如果心阳不制，就不能下降→心火上浮→损耗肾阳，肾水无法被加热，因而上升冷侵心脏→下肢浮肿，心悸，哮喘
肺脾	**气和水的关系** 肺气调节所有内脏的功能 肺脏的状态依赖于脾气，而脾气能产生水以及与清气结合的谷气。津液从脾到肺，肺气分布到身体各处而津液被引导向下	脾脏紊乱→津液堆积→痰湿阻肺→支气管炎，多痰 脾虚→津液堆积→浮肿，腹胀，便黏稠，厌食
肺肝	**气的升降功能** 肝气从根分布到枝，是升。肺气降而克制过盛的肝气	肝火损肺→风疹，皮肤和呼吸方面过敏，昆克水肿
肺肾	**津液运行和阴精** 肺是津液之上源，向下行。肾精（精气、元阴）与谷气（脾）上升并调控肺阴 肾是气之本，肺统气 呼吸靠肺气与肾接收的能力	肾阳虚→水液不暖，水寒上升袭肺→下肢浮肿，咳嗽，哮喘，不能仰躺→肺水肿 肺气不足→呼气困难→多痰 肾气不足→气喘，虚弱，呼气粗大，吸气微弱、困难
脾肝	**脾有"输送—转化"的功能，肝有"疏泄"的功能**。肝的疏通有助于输送和转化的过程，肝将脾制造而成的血加以储存	肝气滞→疏泄功能紊乱 肝阳盛或肝火旺→过度疏泄 如果脾不能制造足够的血→肝虚，营养不良→疏泄不充分→输送—转化功能紊乱→液体积滞→热、湿→犯肝→胆汁分泌不良→黄疸 油脂、辛辣、酒精等外界湿热侵犯肝胆→肝硬化，肝炎

脏腑	功　　能	病　　症
脾肾	**元气（位于命门）在右肾引发其他所有器官的运作**：脾的输送—转化功能（获得，后天）依靠肾特别是元气和精气（先天），依靠肾阳而暖脾阳	脾肾同虚→脾紊乱→下肢长期浮肿肾阳不足→晨起腹泻命门之火虚→食物无法消化之腹泻
肝肾	**肝储存血，肾保存精。**（右肾：元气，两肾：精气）精和血相互转化。肾需制肝阳	肾阴和肝阴不足→肝阳上亢→头痛，眼干，四肢颤抖肝火上行→肝阳盛→头痛，眼红，易怒
心小肠	**小肠对胃中水谷进行分清泌浊**（清：营养物质，浊：混浊物质）并将净质输送到脾剩下的混浊物质，小肠再一次分清泌浊并将净质输送到膀胱（通过尿液排出），然后将混浊物送到大肠（借由粪便排出）	心火下移到小肠→口舌溃疡，口疮，焦虑兴奋，失眠。排尿有疼痛压迫感，尿液呈深黄色
肺大肠	**大肠向下运送，保证下降**大肠气影响肺气，反之亦然	肺气不足→假性便意，便秘—里急后重大肠气阻→肺气不降→咳嗽，哮喘，贪食
脾胃	**脾气必升，胃气必降**脾喜燥，胃喜湿	胃气阻滞→脾输送功能紊乱→水湿积滞→食欲减退，胃炎，大便恶臭，呕吐胃火过旺→消化过快→饥饿→贪食
胆	**生成和分泌胆汁**	肝气或肝阴的停滞→头痛，眩晕，胆汁排出不良
肾膀胱	肾调节膀胱及肛门括约肌的开合，**从而控制膀胱储藏或排泄尿液**	肾气紊乱→间质性肾炎，膀胱—前列腺症状，尿频

第七章　脏腑的生理、病理与治疗

在前几章节中，我们学习了各脏腑在调节水谷运化通道中的关系，即三焦产生和调节营气与卫气（气与血）的功能。我们也列出了相关的脏腑病理情况。

现在，让我们更详细地分析脏及与其相表里的腑的病理情况、相关治疗及疗效：心和小肠，肝和胆，肾和膀胱，脾和胃、三焦（胰腺外分泌部），肺和大肠。

脏腑的生理、病理

脏腑／功能	病　　理	治　疗	疗　效
心： 主血脉，主行血，开窍于舌，藏神	**心气虚，心阳虚** **病因：** • 长期疾病 • 年迈体弱 • 急性心脏损害 • 先天不足 **症状：** 1. 心气虚：使力便心悸，胸虚空感，乏力，面色苍白，气闷，舌色苍白，苔薄白 2. 心阳虚：同上，外加自汗，四肢外周及末端发冷，发绀，哮喘，水肿（若有血淤）	**补心及其他脏腑之气，激发心阳** 补心俞 补膻中 补气海 补少冲 补膈俞 补厥阴俞 补巨阙	 补心气 补气 补周身之气 补心 促进血液循环

脏腑／功能	病　　理	治疗	疗　效
心—小肠：主受来自胃部的食物，并继续进行输送—转化工作（分清泌浊）	**心血虚，心阴虚** 病因： • 营养不良，消化不良（脾），出血 • 热病 • 过度思虑，精神创伤 症状： 1. 心阳有余：心悸 2. 血虚导致不能濡养心，心神涣散：失眠，健忘，做梦，惊恐 3. 血不能上行头目：起身时眩晕，面色苍白 4. 心阴虚，不能制阳→内热：傍晚发烧，夜间出汗，面颊红，口干不渴	**补心血，补阴，安神** 补、灸三阴交 ⎫ 补、灸太溪 ⎭ 泻神门 补劳宫 ⎫ 补涌泉 ⎭ 补足三里 补少冲	补阴、滋阴 降心火，安神，治疗心悸 将热量传给五脏 补血 补心阴
心—小肠	**心血淤滞** 病因： • 心阳或心气虚 • 过劳或感受外寒 • 心梗 • 精神创伤 症状： 1. 气滞：胸痛，面色、口唇、指甲青紫 2. 阵发性病情：心悸，心绞痛 3. 循环减慢：四肢末梢发冷，舌紫无光、有淤点，水肿，气短，不能言语	**病情发作时治疗：疏通心脉，恢复循环，解除淤滞** 泻郗门 泻膻中 泻膈俞 **发作后治疗：温煦脾肾，振奋心阳** 补内关 ⎫ 泻外关 ⎭ 补厥阴俞 补、灸脾俞 补足三里	 使血上行 使气血运行 使血液循环 使经脉通畅 调节心包及心气 补脾气 补胃气

脏腑／功能	病　　理	治　疗	疗　效
		补肾俞 ⎫ 补太溪 ⎭ **恢复期治疗：** 补、灸足三里 ⎫ 补、灸关元　 ⎬ 补、灸三阴交 ⎭	补肾气 调动元气并补气
心—小肠	**心火旺盛** 病因： • 情志过度 • 感受六淫（尤其是热邪、燥邪、风邪） • 饮食过辣过酸 症状： 1. 心火扰神：失眠，忧虑 2. 热耗津：欲冷饮 3. 心火灼舌：舌红，受蚀，苔薄黄，口腔溃疡，发炎，鹅口疮 4. 火犯小肠：尿频，膀胱热，尿痛，血尿	**清心泻火利尿** 泻少冲（放血） 泻下巨虚	 泻心火 泻小肠之火，利尿
心—小肠	**痰火扰心** 病因： • 神经衰弱 • 愤怒、惊恐、不满、恐惧等情绪过度 • 火热伤津→痰阻 症状： 1. 肝火扰神→无形之痰：精神障碍，胡言乱语，时笑时哭，激动，好斗，舌红苔黄	**清心，开窍，化痰，泻火** 泻督脉、厥阴、阳明 泻神门 泻内关 泻百会 ⎫ 泻水沟 ⎭	 开窍，清心，化痰 泻心火，宁神 凉心，宁神，开心窍 醒神开窍

脏腑／功能	病　理	治　疗	疗　效
	2. 痰阻：歇斯底里，癫痫，精神分裂症，躁狂抑郁症	泻巨阙 泻丰隆 泻合谷⎱ 泻太冲⎰	凉心 化痰，泻火 柔肝，行气活血
	若发生歇斯底里的瘫痪	泻涌泉	醒神
肝： 储血，主疏通气、情绪、消化、胆汁。主筋，主爪，开窍于目，藏魂	**肝气郁滞** **病因：** • 不满，恼怒 **症状：** 1. 概况：耐心缺乏，易怒，叹息，腹部膨胀 若情绪被抑制：神经衰弱 若情绪发泄：生气或哭泣 2. 因痰：咽喉异物感 3. 犯脾胃之气：无食欲，厌食反酸，打嗝，恶心 4. 影响肝储血功能：月经不规则，红色分泌物，经前乳房、腹部胀痛	**柔肝，理气，调理脾经及任脉** 泻期门 泻太冲 泻阳陵泉 补外关⎱ 泻内关⎬ 泻公孙⎰ 补气海 **若火旺：** 泻肝俞 **若虚：** 补期门、肝俞	 柔肝 减少淤滞 减轻乳房疼痛 宽胸并消除淤滞 补周身之气，预热三焦 泻火 补阴补肝气
肝—胆： 储藏排泄胆汁，主决断，意志，判断及选择	**肝阳亢进** **病因：** • 房劳过度或工作过量伤及肾阴及耗伤肝阴→肝阳亢进 • 抑郁或发怒伤及肝阴→肝阳亢进 **症状：** 1. 阴不足：眼、咽喉、口干燥	**补阴泻阳，疏肝补肾** 泻风池⎱ 泻行间⎰ 补肝俞⎱ 补肾俞⎰	 泻肝阳 补肝阴肾阴

脏腑／功能	病　理	治　疗	疗　效
	2.阴虚→血虚不能养筋与肌：麻木，四肢颤动，勺状甲，皮肤干燥瘙痒 3.阳亢（气血上行）：高血压，耳内性晕眩，甲状腺机能亢进，更年期紊乱，头痛，头晕，头重耳鸣(低鸣：肝阳，尖锐：肝阴)	补太溪	补肾阴
肝—胆	**肝火旺盛** **病因**： •肝气郁滞 •烟草、酒精引起肝经中热量积聚 •外热侵袭 **症状**： 1.肝火上行头目：头痛，面目发红，结膜炎，不耐烦，易怒，耳内性晕眩，胆受影响而造成耳鸣（低鸣） 2.肝火灼伤肺胃：吐血，咳血，鼻出血 3.火旺：尿色深，便秘，舌红苔黄	**泻肝火，泻肝胆** 泻风池 泻太冲 泻攒竹	 泻肝火，清头目 泻肝火 清除局部郁热
肝—胆	**肝风内动** **病因**： •热盛 •阴虚阳亢 •肝血亏虚 **症状**： 1.热盛→风伤肝→经脉、筋肉、肌腱失去濡养：高烧，脑膜炎，脑炎，手足拘挛，抽搐，角弓反张，舌红苔黄	**平肝熄风** 泻风府 ⎱ 泻风池 ⎰ 泻太冲 泻大椎 ⎱ 泻合谷 ⎰	 平肝熄风 泻肝火 降温

脏腑／功能	病　理	治　疗	疗　效
	2.肝阴不足→阳升→血耗风升：四肢麻木，手足抽搐，帕金森综合征，偏瘫，中风，昏迷	指腹放血	泻热，止痉
肝—胆	**肝胆湿热** 病因： • 外邪侵袭，肝脏疏泄失和，影响胆汁正常排泄 • 饮食不正常影响脾脏的运化功能→湿→肝火（逆相克循环） 症状： 1. 外邪侵袭：眼白、皮肤发黄 2. 脾与胃之气阻滞：恶心，呕吐，厌食，腹胀，肝炎，胆囊炎，皮疹，荨麻疹 3. 热盛伤津：发烧口渴，少尿，皮肤水泡，舌苔黄	**泻热，除湿，柔肝，促进胆汁排泄** 泻期门 ⎫ 泻肝俞 ⎬ 泻日月 ⎭ 泻胆俞 泻阳陵泉 补曲泉	 柔肝，泻热，促进胆汁排泄 促胆汁排泄 补肝
肾：相火（心包与三焦） 藏精（元气及精气），主水，主纳气，生髓，主大小便，主骨及发，开窍于耳，藏志	**肾气虚** 病因： • 体质弱 • 工作过度，房劳过度 • 慢性疾病，营养不良 • 年老体弱 症状： 1. 概况：腰痛，膝弱，性功能弱，面色苍白，舌白、肿胀、舌软 2. 肾气不固：遗精，早泄，尿频，尿失禁，遗尿症，糖尿病，肾炎，神经衰弱 3. 肾不纳气：呼吸困难，动则加剧 4. 肾阳虚：四肢发冷	**补肾气** 补、灸肾俞 ⎫ 补、灸小肠俞 ⎬ 补太溪 补神门 补、灸关元 泻肾俞 ⎫ 泻小肠俞 ⎭	 补肾气，以助纳气 补肾阴 补肾阴 补肾阴，储藏元气 促进肾纳肺气

脏腑／功能	病　理	治　疗	疗　效
肾—膀胱： 接收浊液，储藏及排泄尿液	**肾阳虚** **病因：** • 肾气虚弱进一步加重 **症状：** 1. 气虚寒冷：发冷，尤其四肢觉冷，神经衰弱，阳痿 2. 津液运化不良（脾）：少尿，水肿，腹水 3. 寒湿袭肺：心悸，气短，咳嗽，哮喘，不能平躺，舌苔白	**温肾补肾阳** 补、灸关元 补、灸命门 补肾俞 ⎫ 补京门 ⎭ 补三阴交	储藏元气和阳 补益元气 补肾气 缓解泌尿生殖系统疾病
肾—膀胱	**膀胱湿热** **病因：** • 外邪郁积膀胱 • 过食热性物质：牛奶、鸡蛋、辣等 **症状：** 1. 湿热阻滞膀胱气转化：尿频，尿痛 2. 尿道郁热：少尿，尿色深黄，血尿，尿道沙石，结石，舌苔黄	**泻热除湿利尿** 泻中极 ⎫ 泻膀胱俞 ⎭ 补肾俞 补三阴交	 清泻膀胱湿热 助膀胱气转化 泻热，逐湿，缓解泌尿生殖系统疾病
脾： 主运化，造血，维持血液于脉中。主肌肉口唇，开窍于口，藏意	**脾气虚，脾阳虚** **病因：** • 思虑过度 • 饮食不节 • 工作过度 • 呕吐、腹泻 **症状：** 1. 运化功能失常：食欲不振，营养不良，面色萎黄，舌软无力，胃炎，呕吐	**补气，强化脾，补脾胃，补募穴及背俞穴** 补中脘 ⎫ 补胃俞 ⎬ 补、灸足三里 ⎭ 补、灸脾俞 ⎫ 补、灸章门 ⎭	 补胃补气 补益脾气

脏腑／功能	病　理	治　疗	疗　效
胃： 主受食物与饮料，通降水谷，分清泌浊 **三焦（外分泌胰腺）：** 主消化，吸收，传输，排泄	2.气虚：厌食症，腹胀，便溏，舌色苍白有齿痕，舌苔白 3.脾气不升→脾不统血：月经过多，便血，血尿，血肿，器官下垂、脱垂、子宫出血 4.阳虚：上述症状加重＋上腹部冷痛，泛吐清水，水肿，白带清稀量多，四肢末梢冷		
脾—胃—三焦	**脾阴不足** **病因：** •脾阳旺盛 **症状：** 1.热盛：饮食过多 2.阴虚：贫血，肺结核，糖尿病等	**补脾阴：助肾气以泻阳补气** 补章门 补三阴交 补肝俞〕 补脾俞〕 补胃俞〕 补肾俞〕	补脾 补血、补脾阴 补气
脾—胃—三焦	**寒湿困脾** **病因：** •过食生冷食物 •外在寒湿侵袭 **症状：** 1.阻滞脾气、脾阳：头身沉重 2.湿邪内阻：口黏，口不渴，厌食，胃脘痞满，呕吐，恶心，腹痛，腹部鸣响，便溏，舌苔白	**暖中焦，泻寒湿** 补中脘〕 补天枢〕 补气海 补阴陵泉 泻丰隆	暖中焦 预热中焦 促进排除寒湿，补脾 化痰湿

脏腑 ／ 功能	病　　　理	治疗	疗　　效
脾—胃—三焦	**食滞** **病因：** •饮食不节 **症状：** 食阻胃气循环：胃脘胀痛，食欲不振，泛酸，粪便恶心（便秘或腹泻），舌苔厚	**助消化，导滞** 泻中脘 ⎫ 泻下脘 ⎭ 补章门 补足三里	行胃气 补脾助运 补脾助运，行气
脾—胃—三焦	**寒、痰阻胃** **病因：** •胃阳不足 •饮食不节 •寒邪侵袭上腹部 **症状：** 1.寒邪停滞于胃而阻气：寒则缓痛，热则加剧，舌苔白 2.湿聚：无味觉，口不渴，进食后泛吐清水，振水音	**暖中焦，驱寒** 补中脘 ⎫ 补胃俞 ⎭ 补气海 补梁门 ⎫ 补足三里 ⎭ 泻丰隆	驱除胃中寒邪 补气，补中焦 调节胃气循环 化痰
肺： 主气，主呼吸，主宣降，主行水，主皮毛，开窍于鼻，藏魄	**肺气虚** **病因：** •慢性咳嗽→伤气 **症状：** 1.主气功能下降：咳嗽深长、无力，气短，呼吸困难 2.水液运行不调，卫气不足：大量咳痰，自汗 3.血虚：疲乏，面色、舌色苍白	**补肺气** 补太渊 补中府 ⎫ 补、灸肺俞 ⎭ 补、灸膻中 补足三里 泻丰隆	补气 温阳补气 补气 补胃气，行气 化痰

脏腑／功能	病　理	治　疗	疗　效
肺—大肠： 干燥废物， 传输、排泄 废物	**肺阴虚** **病因：** • 热邪长期侵袭 • 阴虚体质 **症状：** 1. 阴亏耗伤肺津：咽痒，干咳， 嗓音嘶哑，咳痰少、黏稠、瘦 弱，舌红，少唾，舌苔薄白 2. 阴虚而致火旺：傍晚发烧， 夜间盗汗，颧红 3. 热邪灼伤脉络：痰中带血， 咯血，五脏烦热	**养阴补肺泻火** 泻中府 ⎫ 泻肺俞 ⎭ 补膈俞 补三阴交 ⎫ 补太溪 ⎪ 补关元 ⎬ 补关元俞 ⎭ 泻丰隆 补孔最 ⎫ 补地机 ⎭	 泻热，养肺阴 补血 补阴，鼓动元气 及先天之气 化痰 止血
肺—大肠	**风寒袭肺** **病因：** • 外邪风寒侵袭，肺气壅塞 **症状：** 1. 肺气不降：咳嗽，气短 2. 阴寒邪伤阳：咳痰白稀，遇 寒加重，畏寒，发热无汗，头 痛，流涕	**宣肺，驱寒** 补、灸风门 ⎫ 补、灸肺俞 ⎭ 泻尺泽 补合谷 ⎫ 补列缺 ⎭	 驱寒，宣肺气 宣肺止咳 驱风寒，宣肺， 止咳
肺—大肠	**痰湿阻肺** **病因：** • 久咳阻滞肺气→水液聚集 • 脾气或脾阳虚弱→脾运化失 常→水液聚集 **症状：** 1. 肺气不降： • 呼气困难，呼吸带有嘘声， 气喘，胸闷，咳嗽，哮喘， 大量咳痰，恶心，舌苍白， 苔白或黄（有热）	**宣肺，补脾，** **祛湿，化痰** 泻天突 泻脾俞 ⎫ 泻丰隆 ⎭ 补合谷 泻列缺 泻太渊 ⎫ 泻肺俞 ⎭	 降气 补脾化痰 畅大肠之气 降肺气 宣肺，祛湿，止 咳

脏腑／功能	病　理	治　疗	疗　效
	• 吸气困难 2. 水液聚集：生痰→肺为储痰之器，脾为生痰之源	泻肾俞 泻小肠俞 }	助肾纳气
肺—大肠	**大肠湿热** **病因：** • 肠胃湿热 • 饮食不节，中毒 **症状：** 1. 大肠气血运行受阻：腹痛，里急后重，腹泻 2. 湿热→火→湿邪下行：脓血便，里急后重，暴泄不止，肛门烧灼感，舌红苔黄 3. 湿邪为主：口干不欲饮 4. 热邪为主：发热口渴	**泻湿热** 泻天枢 泻大肠俞 } 泻曲池 泻上巨虚 } 补合谷 泻列缺	通畅大肠，泻湿热 降温 畅大肠之气 降肺气

主要穴位

脏腑	穴　位	作　用
心	泻神门	安神，缓解心悸，宁心，泻心火
	补少冲	补心阴
	泻少冲	（放血）泻热（风热）
	补厥阴俞	化淤行血，调理心包之气和心气
	补巨阙	化淤行血
	泻巨阙	宁心
	补足三里	补血
	补心俞	补心气

脏腑	穴　位	作　　用
小肠	泻下巨虚	（小肠下合穴）泻小肠之火，调整排尿紊乱
	补小肠俞	补肾气
	补关元俞	调动先天之气
膀胱	泻攒竹	（放血）泻局部之热
	泻膀胱俞	泻膀胱湿热
	泻中极	泻膀胱湿热
	泻委阳	宽下焦，调和三焦
肾	泻涌泉	醒神
	补太溪	滋阴，补肾气
	补、灸复溜	补肾升津
	补、灸肾俞	补肾气
	泻肾俞	助肾纳肺气
	补小肠俞	补肾气，养肝肾之阴，助转化膀胱之能量，升津
	泻小肠俞	助肾纳肺气
	补、灸京门	补肾升津
	补涌泉	增加热度
心包	补厥阴俞	调理心包、心气
	补劳宫	增加热度
	补内关	通经络
	泻内关	宁心安神，开心窍，宽胸，疏通滞气
三焦	补石门	助三焦气血运行
	补阴交	补下焦
	补天枢	温中焦
	补膻中	补上焦之气
	泻三焦俞	疏通三焦
	泻委阳	宽下焦，疏通三焦

脏腑	穴　位	作　　　　用
胆	泻阳陵泉	缓解胸痛，排泄胆汁
	泻风池	泻肝火、肝阳，清头目，柔肝驱风
	泻日月	泻热，助胆汁排泄
	泻胆俞	泻热，助胆汁排泄
肝	泻行间	泻肝火
	泻太冲	柔肝，行气血，导滞，泻肝阳，泻肝火
	补曲泉	补肝血
	泻期门	柔肝，泻热
	补肝俞	补肝阴
	泻肝俞	泻肝火
肺	泻尺泽	宣肺止咳
	补孔最	止血
	补列缺	宣肺（因风寒侵袭）止咳
	补太渊	补肺气，宣肺止咳
	泻中府	泻热，补肺阴，清降津液
	泻肺俞	泻热，补肺阴，清降津液
	补中府	温阳补肺
	补、灸风门	祛风寒，通肺气
	补、灸肺俞	温阳补肺，祛寒，宣肺，止咳
大肠	泻合谷	行气血，降温
	补合谷	祛外邪，宣肺止咳驱风寒
	泻曲池	降温
	泻天枢	畅大肠，泻湿热
	泻大肠俞	畅大肠，泻湿热
	泻上巨虚	（大肠下合穴）泻湿热

脏腑	穴 位	作 用
胃	补中脘	补胃、补气，除胃寒，暖中焦
	补胃俞	补胃、补气，除胃寒
	泻中脘	行胃气
	泻下脘	行胃气
	补上脘	分清泌浊
	补水道	补益水道
	补、灸足三里	补血，补胃气，行气
	泻丰隆	化痰，熄火，除痰湿
脾	补大都	补脾
	补食窦	补脾
	泻公孙	宽胸导滞
	补膈俞	除淤血
	泻膈俞	行血
	补三阴交	补脾阴、肝阴、肾阴，泻热，除湿，缓解泌尿生殖系统紊乱
	补地机	止血
	补、灸阴陵泉	除寒湿（水肿），补脾
	补章门	补脾助消化，右侧穴位：解食物毒素
	补足三里	补脾运化功能，畅气
	泻脾俞	固脾
	补、灸脾俞	补脾气
	补肝俞	补脾气、肝气
	补胃俞	补脾气、胃气
	补肾俞	补脾气、肾气
任脉	补、灸气海	补气血，暖中焦
	补关元	调动元气、元阳

脏腑	穴 位	作 用
	补、灸水分	疏通水肿
	泻膻中	行气血
	补、灸膻中	补气
	泻天突	降气（呼吸嘘声）
督脉	补、灸命门	调动元气
	泻大椎	降温
	泻风府	宁肝驱风
	泻百会	醒神开窍
	泻水沟（人中）	醒神开窍

第七章 脏腑的生理、病理与治疗

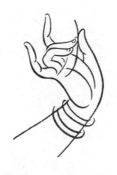

第三部分

能量的分配："从先天到后天"

第八章 奇经八脉的循行路线、病症与治疗

奇经八脉的阴—阳与虚—实

考虑到奇经八脉联系着先天与后天，并将营气与卫气分配至十二经脉与脏腑，阴阳与虚实对于奇经八脉的功用有着至关重要的意义。

奇经八脉中有六条循行路线是由十二经脉上的腧穴组成的，这些腧穴被称为交会穴。只有两条奇经八脉有自己的腧穴：循行于身体后面正中的督脉及循行于身体前面正中的任脉。

为了更好地理解奇经八脉的生理，我们可以将其整体想象成一片海洋，一个由八个部分组成的巨大水库——四阴四阳。《黄帝内经·素问·痿论篇第四十四》中说道：“冲脉为经脉之海。”它引导并管理着其他七条奇经八脉，就像乐团的指挥，并在这七条奇经八脉的协助下，将来自三焦的能量溢灌整个奇经八脉系统，然后每条奇经八脉分别与十二经脉中的一条形成联系，由此分配十二经脉及脏器正常运作所需的能量。[25]

每条奇经八脉上都有一个八脉交会穴——身体两侧各八个——就好像一个水龙头，可开可关。通过补八脉交会穴，可以将奇经八脉中的能量输

---

[25] 《黄帝内经·灵枢·逆顺肥瘦篇第三十八》曰：“夫冲脉者，五脏六腑之海也，五脏六腑皆禀焉。其上者……渗诸阳……其下者……渗三阴。”

送至十二经脉；若泻八脉交会穴，可以将十二经脉中的能量引回相应的奇经八脉。

奇经八脉	八脉交会穴
冲　脉	公　孙
阴维脉 [26]	内　关
阴跷脉 [27]	照　海
任　脉	列　缺
督　脉	后　溪
阳　跷　脉	申　脉
阳　维　脉	外　关
带　　脉	足　临　泣

乔治·苏利埃·德·莫朗（George Soulié de Morant）大师在他的针灸专著中写道："周身三百六十穴统于手足六十六穴，六十六穴 [28] 统于八穴。因此这八个腧穴为经脉的奇穴。"正是强调了八脉交会穴的重要意义。

最后，需要指出的是，奇经八脉两两为相邻的一组，相对侧的奇经八脉也形成一组，也就是说，相邻的一组之间相互支持，而相对的一组之间则相互制约或互补。

- 冲脉配阴维脉：公孙—内关
- 阴跷脉配任脉：照海—列缺
- 督脉配阳跷脉：后溪—申脉

---

[26] 阴维脉调理阴，阳维脉调理阳。

[27] 阴跷脉使阴性的能量运动，阳跷脉使阳性的能量运动。

[28] 见第九章："脏、腑与五行"。

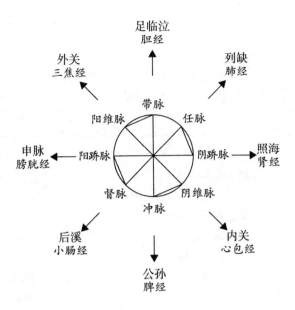

• 阳维脉配带脉：外关—足临泣

根据这些原则，当奇经八脉表现为实症时（由于其未能分配出足够的能量），则相应的十二经脉就会表现为虚症；对侧的奇经八脉也会表现为虚症，与对侧奇经八脉相应的十二经脉就会表现为实症。

例如，如果阳跷脉未能分配出足够的能量，则膀胱经表现为虚症，就会造成如下的情况：

虚	实	虚	实
膀胱经	阳跷脉	阴跷脉	肾　经

这种能量分配的格局，往往会引起典型的膀胱炎症状（排尿时有烧灼感），伴随着运动障碍（如腰痛或冻凝肩）及失眠。我们在讲述奇经八脉及八脉交会穴的治疗时会再次提到这些症状表现。

现在来讲讲奇经八脉表现为实症时的情况[29]，以及每条奇经八脉各自的循行路线和病症。

奇经八脉的循行路线[30]与病症

奇经八脉	循行路线	实　症
冲　脉 八脉交会穴：公孙 相配的八脉交会穴： 内关 相对的八脉交会穴： 足临泣—外关 12 个交会穴 **中心免疫防御**	**第一支——主干：** 下腹→气冲→横骨→幽门→胸→阴交 **第二支——升支：** 胸→咽→鼻腔 **第三支——降支：** 下腹→肾下方→股内侧→腘窝→胫骨内侧→内踝后→足底 **第四支——足支：** 胫骨内侧→内踝前下方→脚踝→大趾 **第五支——脊柱支：** 下腹→脊柱→尾骨→第一胸椎	腹部剧烈刺痛（如刀刺），痉挛，腹部及膈挛缩，呼吸困难 **升支：**咽紧，失音，多涎 **降支及足支：**肾区灼热疼痛，大腿内侧痉挛，足冷 **脊柱支：**癫痫样抽搐，癫痫 **冲脉虚症：**周身剧烈瘙痒
阴维脉 八脉交会穴：内关 相配的八脉交会穴： 公孙 相对的八脉交会穴： 外关—足临泣 7 个交会穴 **调理血及血脉**	筑宾→府舍→大横→腹哀→期门→天突→廉泉	心前区疼痛，心区刺痛放射至后背，咽部肿块，神经衰弱，焦虑，恼怒

---

[29] 冲脉是唯一还可能表现为虚症的奇经八脉。

[30] 只有部分学者认可的腧穴显示在括号中。

奇经八脉	循行路线	实　症
阴跷脉 八脉交会穴：照海 相配的八脉交会穴： 列缺 相对的八脉交会穴： 申脉—后溪 4 个交会穴 **阴适应，血流运行**	（然谷）→照海→交信→生殖器→胸 →锁骨下窝→咽→颧骨内侧→目内眦 →睛明	下肢运动障碍，白 天抽搐或癫痫发作， 白天嗜睡，尿潴留， 头痛，下腹及生殖器 疼痛，放射至尾骨及 会阴部
任　脉 八脉交会穴：列缺 相配的八脉交会穴： 照海 相对的八脉交会穴： 后溪—申脉 24 个交会穴 **中心免疫防御**	前正中线，会阴、肛门与阴囊或大阴 唇后连线的中点→承浆→颏唇沟凹陷 处→咽→脸颊→眼	腹部皮肤疼痛，下 腹及咽部绞榨样疼 痛，泌尿生殖障碍， 血便、分泌物带血， 胸闷，唇、牙龈、眼 肿痛，多泪，眼痒， 眼睑痉挛，目斜，言 语障碍
督　脉 八脉交会穴：后溪 相配的八脉交会穴： 申脉 相对的八脉交会穴： 列缺—照海 28 个交会穴 **阳表防御**	**第一支——主干：** 从长强至龈交：尾骨→脊柱→项部→ 风府→脑→巅顶→前额→鼻→上牙龈 **第二支——脊柱支：** 子宫→生殖器→会阴→尾骨→环绕臀 部→入脊→肾 **第三支——背支：** 目内眦→前额→巅顶→脑→沿膀胱经 至项部及脊柱两侧→腰→肾 **第四支——腹支：** 下腹→脐→心→咽→颊→唇→目下→ 眶缘正中	脊柱僵直疼痛，抽 搐，癫痫，角弓反 张，背部中间发热， 幻觉，头痛，头重， 目痛，腰痛 **脊柱支**：腰椎僵直疼 痛 **背支**：腰部疼痛，发 热，尿失禁 **腹支**：下腹疼痛，放 射至心区

奇经八脉	循行路线	实　症
阳跷脉 八脉交会穴：申脉 相配的八脉交会穴： 后溪 相对的八脉交会穴： 照海—列缺 13 个交会穴 **阳适应**	申脉→仆参→阳辅→居髎→臑俞→肩髃→巨骨→地仓→巨髎→承泣→睛明→（风池）→风府处入脑	失眠，上肢或下肢运动障碍，膀胱炎，夜间抽搐或癫痫发作
阳维脉 八脉交会穴：外关 相配的八脉交会穴： 足临泣 相对的八脉交会穴： 内关—公孙 17 个交会穴 **调理气**	金门→阳交→日月→臑俞→臂臑→肩井→天髎→本神→阳白→头临泣→目窗→正营→承灵→脑空→风池→风府→哑门	间歇热或微热，腰背发热，皮肤感觉过敏，游走痛，项部疼痛，放射至肩部，神经痛，偏头痛
带　脉 八脉交会穴：足临泣 相配的八脉交会穴： 外关 相对的八脉交会穴： 公孙—内关 4 个交会穴 **全身外周防御**	维道→五枢→带脉→（章门）	腹满，臀部冰冷感，下肢重痛，带脉区域腰痛，头痛

奇经八脉的治疗

　　奇经八脉的治疗包括运用它们的交会穴或八脉交会穴，需考虑上述相配的八脉交会穴及相对的八脉交会穴。

➤ 对于和十二经脉有着相同腧穴的六条奇经八脉（冲脉、阴维脉、阴跷脉、阳维脉、阳跷脉及带脉）：

• 泻它们的交会穴，可以促进能量流向十二经脉及脏腑（有人称之为后者的"诞生"）。

• 补它们的交会穴，可以停止能量流向十二经脉及脏腑（有人称之为后者的"消亡"）。

➤ 对于拥有自己腧穴的两条奇经八脉（督脉及任脉）：

• 补它们的交会穴，可以促进能量流向十二经脉及脏腑（有人称之为后者的"诞生"）。

• 泻它们的交会穴，可以停止能量流向十二经脉及脏腑并促进能量流向外周或对侧的奇经八脉（督脉的能量流向任脉，反之亦然）。

➤ 对于整个奇经八脉系统：

• 补八脉交会穴，可促使奇经八脉中的能量流向十二经脉。

• 泻八脉交会穴，可促使十二经脉中多余的能量流向奇经八脉。

因此，在治疗中，应考虑奇经八脉两两配对及两两相对的关系，按照如下顺序进行：

• 第一步，与针刺疗法的一般规律相反，首先泻与疼痛或病症相关区域的奇经八脉（有余）的交会穴。

• 第二步，补表现为不足的十二经脉（相应的奇经八脉表现为有余）的八脉交会穴及相配的八脉交会穴。

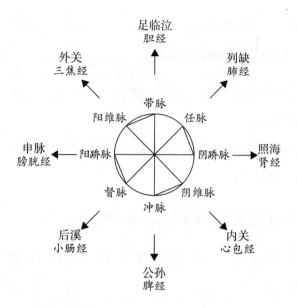

- 最后，泻与上述八脉交会穴相对侧的一组八脉交会穴。

例如，阳跷脉有余，而膀胱经不足时。

临床症状

膀胱炎，排尿时有烧灼感，右侧冻凝肩及失眠。

能量格局

虚	实	虚	实
膀胱经（申脉）	阳跷脉	阴跷脉	肾经（照海）
相配： 小肠经（后溪）	**相配：** 督脉	**相配：** 任脉	**相配：** 肺经（列缺）

治疗

- 泻右侧臑俞、肩髃、巨骨及双侧居髎（阳跷脉的交会穴）。
- 补申脉及后溪（阳跷脉及督脉的八脉交会穴）。
- 泻照海及列缺（阴跷脉及任脉的八脉交会穴）。

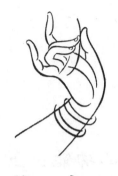

第四部分

能量的使用：脏腑及经脉

A
内部功能：五行

第九章 脏、腑与五行

脏腑的功能可以从两方面来考虑：

- 调节水谷之道，即三焦（制造营、卫之气）的调节和运作。
- 按照五行及相应的季节变化，人体使用营气和卫气，以调整"筋、血、肉、皮、骨"的功能。

现在，我们来学习三焦所产生能量的使用情况。

五行

天地万物都与五个方位（中央及环绕其周围的四个主要方位）相关。在整个五行的范畴中，北、东、南、西和中代表了五个主要方面：木对应东，火对应南，土对应中，金对应西，水对应北。以此类推，五行代表了整个功能或类似性质的系统。

五行概况

五 行	五 季	五 气	五 处	五 蔬	五 谷	五 味
木	春	风（大气压）	东	水 果	麻	酸
火	夏	热	南	绿色蔬菜	麦	苦
土	长 夏	湿	中	谷 类	稷	甘

五行	五季	五气	五处	五蔬	五谷	五味
金	秋	燥	西	根	稻	辛
水	冬	寒	北	豆类	豆	咸

五行的生理与解剖

五行	阴脏	阳腑	五体	五色	五觉	五劳
木	肝	胆	筋	青	视觉	行
火	心	小肠	血脉	赤	味觉	视
土	脾	胃	肉	黄	触觉	坐
金	肺	大肠	皮	白	嗅觉	躺
水	肾	膀胱	骨	黑（灰）	听觉	立

五行补充系统

五行	五液	五华	五窍	心理（五神）	五志	五声
木	泪	爪	目	想象力（魂）	怒	呼
火	汗	面	舌	智力（神）	喜	笑
土	涎	唇	口	思考（意）	思	歌
金	涕	毛	鼻	本能（魄）	悲（忧）	哭
水	唾	发、齿	耳	意志力（志）	恐	呻

　　要掌握五行的功能，可以考虑温带国家的四季周期循环：秋天，叶落腐坏氧化，随后，经过冬天的休整，春天万物开始萌芽。到了夏天，万物生长旺盛，最后在长夏生长至极。长夏介于五个季节的夏季和秋季中间，也是谷物成熟，准备收割的季节。

　　在热带国家，虽然我们认为那里只有两个季节，比较潮湿的季节对应于长夏，比较干燥的季节对应于秋季，实际上，也可以区分为五个季节，冬、春、夏、长夏和秋，对此，当地人熟悉如何区分。

毋庸置疑，每个脏与其相联系的腑，对应于五行中的一种，并在相应的那个季节，其能量达到顶峰。

为了更好地理解五行系统，我们可以从生物学的角度来分析。与五大生理系统相平行的有五大细胞功能系统，与脏腑的生理相比，五行系统与细胞功能的关系更为密切。

- 糖原—葡萄糖系统，与肝和木相联系。葡萄糖以糖原的形式储藏于肝，以供给肌细胞能量。

- 镁—铁系统，与心和火相联系。叶绿素与血红蛋白中的卟啉核基本上是相同的，但有一个重要的区别：叶绿素的中央原子是镁原子，可使二氧化碳固定，但血红蛋白是通过铁原子来固定氧气的。这是植物世界与动物及人的世界——汁液与血液——互为补充的一个值得人们关注的例子。

- 钠—钾系统，与脾和土相联系。钠泵使得钠和钾通过细胞膜进行交换，从而产生人体在细胞水平所需要的电量，特别是神经体液所需的调控肌肉功能的电量。

- 氧气—二氧化碳系统，与肺和金相联系。这一系统形成了细胞呼吸及氧化过程的基础，有助于细胞能量的燃烧。

- 磷—钙系统，与肾和水相联系。骨细胞和整个骨骼的结构与维系以及神经组织与神经细胞的功能皆有赖于此。

在从生物学角度学习了人体的五大内在功能后，我们回到五行的能量学，两大循环展现了这一系统的功能运作：生——以顺时针方向循环，克——形成了一个五角星图案。

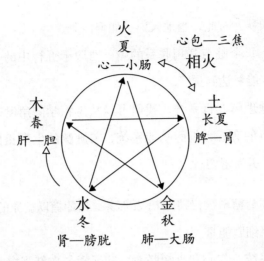

五行系统按顺时针方向来看，每个脏或腑既是其上一行的子，又是其下一行的母；五个季节也是如此。子为母所生，换句话说，各脏从其母脏那里获得能量，并将能量传给其子脏：心为肝之子，且为脾之母；小肠为胆之子，且为胃之母。同样的，夏为春之子，且为长夏之母……通常，我们认为木生火，火生土（火燃烧后形成的灰烬），土生金（在土中生成），金生水（通过其金属盐），水生木。[31]

在五行中，每个脏或腑都克制五行五角星图案中其下一位的脏或腑：心克肺，肺克肝……小肠克大肠，大肠克胆……木使土贫瘠，土吸收水，水灭火，火熔化金，金砍伐木……

所以每个脏或腑的功能和五行都在每个季节中起到特定的作用。每个脏或腑都可能是：

• 君：某个季节中占主导地位的脏或腑。肝对应春，心对应夏，脾对应

---

[31]　包和三焦属相火，其性质十分矛盾，既有属火的一面，又有属土的一面（土火）。见第二章："宇宙和人体的能量"。

长夏，肺对应秋，肾对应冬。

- 君之母：五行循环中君的上一位。

- 君之子：五行循环中君的下一位。

- 臣（顾问）：五行五角星图案中君的上一位。

- 所克之敌：五行五角星图案中君的下一位。

因此，春季、五行关系如下：

- 君：肝（和胆）

- 母：肾（和膀胱）

- 子：心（和小肠）

- 臣（顾问）：肺（和大肠）

- 所克之敌：脾（和胃）

春季的五行对应

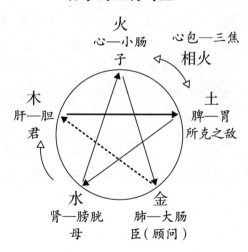

五行中的能量由经脉上 66 个五输穴调控 [32]。

阳经

五　行	金	水	木	土　火	火	土
阳经腧穴	井	荥	输	原	经	合
大　肠	**商　阳**	二　间	三　间	合　谷	阳　溪	曲　池
胃	厉　兑	内　庭	陷　谷	冲　阳	解　溪	**足三里**
小　肠	少　泽	前　谷	后　溪	腕　骨	**阳　谷**	小　海
膀　胱	至　阴	**足通谷**	束　骨	京　骨	昆　仑	委　中
三　焦	关　冲	液　门	中　渚	阳　池	**支　沟**	天　井
胆	足窍阴	侠　溪	**足临泣**	丘　墟	阳　辅	阳陵泉

阴经

五　行	木	火	土	金	水
阴经腧穴	井	荥	输／原	经	合
肺	少　商	鱼　际	太　渊	**经　渠**	尺　泽
脾	隐　白	大　都	**太　白**	商　丘	阴陵泉
心	少　冲	**少　府**	神　门	灵　道	少　海
肾	涌　泉	然　谷	太　溪	复　溜	**阴　谷**
心　包	中　冲	**劳　宫**	大　陵	间　使	曲　泽
肝	**大　敦**	行　间	太　冲	中　封	曲　泉

这些五输穴都有其木、火、土、金、水的五行属性，也有其各自的功能：

---

[32]　在下面的图表中，粗体字显示的穴位代表与其相关脏或腑五行属性相同的腧穴，被称为本穴。

腧　穴	五行中的功能
井	能量如井底泉水涌出的腧穴
荥	能量如池塘中水缓滞的腧穴
输／原	能量如水流从源泉涌出变大的腧穴
经	能量如河水流动的腧穴
合	能量如河水汇入大海一般的腧穴

在临床应用中，我们要考虑运用五输穴五行属性及其各自的功能。在以后的章节中，我们会讨论五输穴的治疗作用。

第十章 内伤及其治疗

健康与疾病

只要身体的调节系统——内外三焦，奇经八脉，内脏及外周的经脉——处于一个良好的运作状态并获得所需的养分，能量就会保持和谐状态并正常流通，以供给人体健康所需的能量。如此，能量的和谐状态便表现在人体的新陈代谢、机体功能的自动调节及一系列生化变化中。这种调节满足了身体对能量的需求，组织的形成、维持及修复，某些物质，尤其是激素的形成，这些共同构成了我们所需要的营养。

然而，如果人的身体或精神能量供给处于一种不平衡的状态，或是极度疲劳，就会对元气产生不良的影响，从而使神经内分泌系统功能不良，该系统对人体功能起着整体调节作用。结果便造成了功能性疾病，而如果没有有效的治疗，又会逐渐形成器质性失调。

出现这些内伤后，人体内便会随之发生一些病理变化，对外界温度、湿度或气压可能变得较为敏感。

在本章中，传统中医将疾病（排除意外，外伤或中毒）分为两类，内伤及外感：前者关乎身体内部，里层；后者关乎外部，表层。

内伤

内伤涉及人体的主要功能系统，中医将其分为"筋、血、肉、皮、骨"，分别对应肝、心、脾、肺、肾，及相应的腑：胆、小肠、胃及三焦（胰）、大肠、膀胱。

在起初的阶段，食物和疲劳先伤到脾胃；这些脏器是中焦消化功能的器官（中土）。食物的量过多或不足对其都是有害的，食物过寒、过湿、过热或过燥会损伤到脾，此外，过度疲劳或缺乏适度运动也会损害脾。

通过脾胃的中间角色，其他脏器及它们的功能会受到影响：身体的或精神上的粮食，情感的反应，会因其不同的程度、性质或味道而对人体造成损害：

- 食物过酸，或愤怒，会损伤肝和胆，五行属木。
- 食物过苦，或过于高兴，会损伤心和小肠，五行属火。
- 食物过甜，或焦虑、担忧，会损伤脾和胃，五行属土。
- 食物过辛，或悲伤，会损伤肺和大肠，五行属金。
- 食物过咸，或惊恐，会损伤肾和膀胱，五行属水。

举个简单的例子，以帮助理解五行各自功能的规律。让我们来举一个喝咖啡（苦味）的例子。

许多人早上要喝一杯咖啡来帮助排便。为什么呢？因为苦克肺（五行相克的循环），肺一方面将能量传给大肠（相表里的腑，帮助排便）；另一方面，将能量传给肾（五行相生的循环）及膀胱（帮助排尿）。

有些人只喝了一杯咖啡后就感觉心跳加速，而另一些人喝十杯也不会有不适的感觉，甚至需要咖啡来帮助睡眠。为什么呢？这也是因为咖啡的

咖啡—苦

火
心—小肠

木　　　　　　　　　　土
肝—胆　　　　　　　　脾—胃

水　　　　　　　金
肾—膀胱　　　肺—大肠

苦克金
金传水
水克火

苦味在起作用：正如之前所提到的，苦克肺，因此使肾的能量增加。此时，肾变得比较强势，会反过来克心（五行相克的循环），然后心会将能量传给小肠（相表里的腑）和脾（五行相生的循环），则会产生如下两种结果：

- 如果心本来的能量是正常的，喝了咖啡后，心的能量就会减弱，而使心脏的生理运作加快（结构和生理与能量状况相反），引起心跳加速：过苦伤心。

- 如果心本来的能量有余，喝了咖啡后，心的能量就会减弱而恢复至正常水平，而使其在最佳状态下进行运作，因此有助于睡眠——所以咖啡的苦味便成为一种有效的治疗方法。

同时，我们看到脏或腑的功能运作与其能量状态相反：

- 脏（阴）输布血液的生理功能随着阴性能量的减少（心动过速）或

增加（心动过缓）[33] 而加快或减慢。

- 腑（阳）储藏水谷的生理功能随着阳性能量的减少（蠕动减慢）或增加（蠕动加快）而增加或减少。但是要注意：能量过多会造成肠痉挛并伴有便秘。

如前所述，疲劳也会像饮食一样，损伤到脏腑：

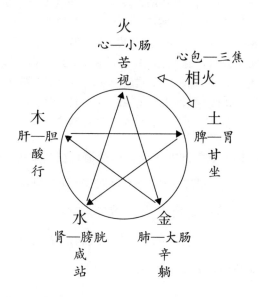

- 行走过久会损伤筋与肌：劳肝。

- 观察、集中精神、冥想过久会损伤血：劳心。

- 坐姿过久会损伤肉、结缔组织和关节：劳脾。

- 躺卧或弯腰过久——如种稻谷——会损伤皮：劳肺。

- 站立不动过久会损伤骨：劳肾[34]。房劳过度也会损伤这一功能。

---

[33] 见第三章："八纲辨证：气和血"。

[34] 哨兵因站立过久不活动，因而引发直立性蛋白尿就是一个相类似的例子。

下表中列举了与五行相对应的症状：

木	火	土	金	水
肝—胆	心—小肠	脾—胃	肺—大肠	肾—膀胱
虚： 颤抖，指甲发脆，神志不清，光敏感，泪多，易流泪 **实：** 面色发青，脉弦紧，易怒，易生气，喊叫，抽搐，痉挛	**虚：** 心悸，脉细弱，抑郁，夜间盗汗，面色苍白，舌苍白 **实：** 面色发红，脉数大，兴奋，过于高兴，笑，舌尖红	**虚：** 水肿，唇色苍白，消化缓慢，呕酸，多涎 **实：** 面色发黄，脉迟，焦虑，偏执，过度思虑，反复唱歌，唇肿，唇裂	**虚：** 皮疹，瘙痒，咽痛，干咳，呼吸困难，嗅觉缺失 **实：** 面色发白，脉浮，悲伤，哭泣，打喷嚏，咳嗽，咯痰量多	**虚：** 犹豫，掉发，耳聋，尿频，蛋白尿，遗忘，恐惧，呻吟 **实：** 面色灰，脉沉，冲动鲁莽，少尿

因此，内伤破坏了五行间的平衡。西泽道允在其中医学著作 [35] 中提到："由于平衡被破坏，身体一些部位的能量减少，而使其抵抗力随之降低，因此，这些部位容易受到外邪的影响。"他接着说，"换句话说，没有内伤，外邪就不会侵入人体，也就不会生病。因此，防病措施就包括不要引发内伤。"我们已经了解了哪些因素会引发内伤！

治疗内伤的四针法

正如之前所提到的，我们针对内伤，可以根据五行，用经脉上的腧穴来调节能量。其中，有六十六个腧穴被归类为古典穴位：

---

[35]　西泽道允 (Michi Mesa Nichizawa) 的《中医学概论》(Traité général de medecine chinoise)。

五　行	金	水	木	土　火	火	土
阳经腧穴	井	荥	输	原	经	合
大　肠	商　阳	二　间	三　间	合　谷	阳　溪	曲　池
胃	厉　兑	内　庭	陷　谷	冲　阳	解　溪	足三里
小　肠	少　泽	前　谷	后　溪	腕　骨	阳　谷	小　海
膀　胱	至　阴	足通谷	束　骨	京　骨	昆　仑	委　中
三　焦	关　冲	液　门	中　渚	阳　池	支　沟	天　井
胆	足窍阴	侠　溪	足临泣	丘　墟	阳　辅	阳陵泉

五　行	木	火	土	金	水
阴经腧穴	井	荥	输/原	经	合
肺	少　商	鱼　际	太　渊	经　渠	尺　泽
脾	隐　白	大　都	太　白	商　丘	阴陵泉
心	少　冲	少　府	神　门	灵　道	少　海
肾	涌　泉	然　谷	太　溪	复　溜	阴　谷
心　包	中　冲	劳　宫	大　陵	间　使	曲　泽
肝	大　敦	行　间	太　冲	中　封	曲　泉

　　在使用古典穴位治疗内伤疾病时，一方面要考虑各脏腑对应各季节的特点，另一方面要考虑之前提到的五行生克规律[36]。因此，我们需要考虑这些腧穴的五行特点（木、火、土、金、水）以及下述腧穴各自特定的功能。

腧　穴	五行中的功能
井	能量如井底泉水涌出的腧穴
荥	能量如池塘中水停滞流动的腧穴
输	能量如水流由小而大如水流从源泉涌出的腧穴

---

[36]　见第九章："脏、腑与五行"。

腧　穴	五行中的功能
经	能量如河水流动的腧穴
合	能量如河水汇入大海一般的腧穴
原	能量变大的腧穴，如水流从源泉涌出

　　根据五行中君的能量状况，我们采用下述治疗方法中的一种，称为四针法（由柳谷素灵和本间祥白创立）。

　　让我们以春季肝木（君）能量不足为例，表现为颤抖，指甲发脆，神志不清，光敏感，泪多，易流泪。

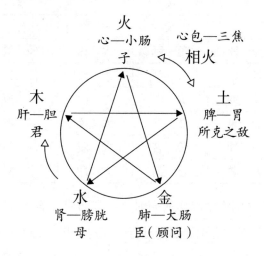

- 补君之母（在当前情况下为肾）的本穴（与肾五行属性相同的五输穴）：阴谷（肾经水穴）。
- 补君自身与其母之本穴属性相同的五输穴：曲泉（肝经水穴）。
- 泻臣的本穴：经渠（肺经金穴）。
- 泻君自身与其臣之本穴属性相同的五输穴：中封（肝经金穴）。

有一例外，如果君之母过于强大，而没有将其能量输送给君，同时臣正常，则只施两针。

- 补君自身与其母之本穴属性相同的五输穴：曲泉（肝经水穴）。
- 补其母与君（在当前情况下为肝—木）之本穴属性相同的五输穴：涌泉（肾经木穴）。

如果肝（君）有余，表现为面色发青，脉弦紧，易怒，易生气，喊叫，抽搐，痉挛。

- 补臣的本穴（与肺五行属性相同的五输穴）：经渠（肺经金穴）。
- 补君自身与其臣之本穴属性相同的五输穴：中封（肝经金穴）。
- 泻君之子的本穴：少府（心经火穴）。
- 泻君自身与其子之本穴属性相同的五输穴：行间（肝经火穴）。

第十一章 募穴及背俞穴

传统针刺疗法中，有两组特定穴位可用于更深层次的治疗，可直接作用于脏腑：

- 募穴位于躯干前面
- 背俞穴位于躯干后面 [37]

募穴作用于脏腑的血分，背俞穴作用于脏腑的气分。我们已在之前讨论三焦如何制造营气和卫气 [38] 时提到过这些。

尽管如此，我们还可视募穴有补脏腑之血（阴）的作用，而背俞穴有泻脏腑之气（阳）的作用。因此，根据不同情况，我们可以补或泻这些穴位 [39]。

因此，采用募穴和背俞穴调理脏腑，与子午流注循环中的一些关系相类似，和经脉的关系有所不同。这个循环对应于古典穴位 [40] 的五行运用。

---

[37] 在下文中，这些经典募穴及背俞穴被称为"脏腑经别"，以便于区分功能募穴及背俞穴。

[38] 见第七章："脏腑的生理、病理与治疗"。

[39] 见乔治·苏利埃·德·莫朗（George Soulié de Morant）的《中国针灸》。

[40] 当今的任何一本书中，都未提及脏腑中的循环，来源于《河图》和《易经》中关于能量形成的阐述。见 J. Pialoux 的 Le Diamant Chauve ou la Tradition des evidences。

首先，脏腑的能量循环有一个相生的关系，其中，心为小肠之母，小肠为膀胱之母，脾为左肺之母，肝为双肾之母，左肾为心之母……

脏腑的功能

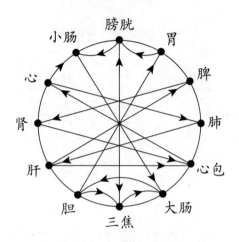

此外，各脏腑间还有一个相克的循环：

- 心克双肺，右肺克肝，肝克心包和脾，脾克双肾，右肾克心包，心包克心。
- 胃克膀胱，膀胱克三焦和小肠，三焦[41]和小肠克大肠，大肠克胆，胆克胃和三焦。

古典募穴和背俞穴如下：

五 行	脏 腑	血：募穴	气：俞穴
木	肝	期 门	肝 俞
	胆	日 月	胆 俞

---

[41] 三焦和心包有时属火，有时属土。

五 行	脏 腑	血：募穴	气：俞穴
火	心	巨 阙	心 俞
	小 肠	关 元	小肠俞
相 火	心 包	鸠 尾	无
	三 焦	石 门	三焦俞
土	脾	章 门	脾 俞
	胃	中 脘	胃 俞
金	肺	中 府	肺 俞
	大 肠	天 枢	大肠俞
水	肾	京 门	肾 俞
	膀 胱	中 极	膀胱俞

实际上，正如我们所了解的[42]，急性病症或最近发生的病症必须要用古典穴位治疗。与五行相关的脏腑亚急性或慢性紊乱，则先选用古典穴位做初步的表层治疗，接着再用募穴及背俞穴进行治疗。

例如，慢性的脾有余时，表现为面色黄，脉缓，焦虑，偏执，高歌不能自制，唇肿，唇裂，等等。治疗时，首先选用古典穴位，然后，补肝的募穴期门，因为在相克循环中，肝克脾；然后根据补母泻子法，泻肺的背俞穴肺俞，肺为脾之子；最后泻脾经自己的背俞穴脾俞。

现在，让我们看一个相反的例子。脾不足时，表现为水肿，唇苍白，纳差，泛酸，多涎，等等。

治疗时，根据母子法则，要补循环中位于脾之前的脏（或腑），即胃的募穴中脘；然后，补脾自己的募穴章门；最后泻肝的背俞穴肝俞，因为肝克脾。

---

[42] 见第十章："内伤及其治疗"。

募穴和俞穴：肉体性及精神性穴位，脏腑—经别及脏腑—功能穴位[43]

除了古典募穴和背俞穴，《易经》中还有一些相类似的穴位[44]。

➤ 肉体性脏腑—经别募穴与背俞穴[45]（季节性，亚急性）：

- 古典募穴，位于躯干前面及任脉上。
- 肺、心等的古典背俞穴位于膀胱经第一侧线上。

经别疾病是一种体表的、与时辰有关的病症。而脏腑经别疾病则是身体内部的、季节性（亚急性）病症，与慢性脏腑功能紊乱有所不同。

➤ 肉体性脏腑—功能募穴与背俞穴（慢性）：

- 募穴：十二个腧穴位于冲脉上（泻这些穴位来补益脏腑功能）。
- 背俞穴：位于膀胱经第一侧线（传统上称为功能背俞穴）。

五　行	脏　腑	血：募穴	气：背俞穴
木	肝	幽　门	厥阴俞（厥阴）
	胆	腹通谷	白环俞（括约肌）
火	心	横　骨	督俞（一般情况下）
	小　肠	大　赫	关元俞（屏障的来源）

---

[43]　见第七章："脏腑的生理、病理与治疗"。

[44]　见 J. Pialoux 的 Le Diamant Chauve ou la Tradition des evidences。

[45]　经别受影响时，外在表现为一种与时间相关的症状，见第十四章："经脉辅助系统的循行路线、病症与治疗"

五 行	脏 腑	血：募穴	气：背俞穴
相 火	心 包	气 冲	无
	三 焦	阴 都	无
土	脾	石 关	膈俞（膈与血）
	胃	商 曲	无
金	肺	四 满	风门（呼吸通道）
	大 肠	中 注	气海俞（气之海）
水	肾	肓 俞	大杼（骨）
	膀 胱	气 穴	中膂俞（脊椎）

> 精神性脏腑—经别募穴与背俞穴（季节性，亚急性）：

• 募穴：肺、心等的募穴位于胃经上。

• 背俞穴：位于督脉上。

五 行	脏 腑	血：募穴	气：背俞穴
木	肝	乳 根	筋 缩
	胆	不 容	腰 俞
火	心	屋 翳	神 道
	小 肠	大 巨	灵 台
相 火	心 包	无	大 椎
	三 焦	关 门	悬 枢
土	脾	承 满	脊 中
	胃	梁 门	至 阳
金	肺	气 户	身 柱
	大 肠	天 枢	腰阳关
水	肾	太 乙	命 门
	膀 胱	水 道	陶 道

> 精神性脏腑—功能募穴与背俞穴（慢性）：

- 募穴：位于胃经上。
- 背俞穴：位于膀胱经第二侧线（补这些穴位以泻精神性的脏腑功能）。

五 行	脏 腑	血：募穴	气：背俞穴
木	肝	库 房	魂 门
	胆	气 冲	阳 纲
火	心	膺 窗	神 堂
	小 肠	外 陵	譩 譆
相 火	心 包	无	胞 肓
	三 焦	无	肓 门
土	脾	乳 中	意 舍
	胃	无	胃 仓
金	肺	缺 盆	魄 户
	大 肠	滑 肉 门	膏 肓
水	肾	气 舍	志 室
	膀 胱	归 来	膈 关

B

外部功能：六气

第十二章　十二正经与六气

十二正经流注

我们知道，正经具有以下两方面功能：

- 调节外三焦（三焦的外围功能），以维护机体的完整统一，为内三焦转化四种基础能量，制造营气、卫气作准备，确保"水谷之道"的正常运转。
- 调节人体以适应昼夜周期性变化以及温度、湿度、气压的变化，利用寒、火、燥、湿、暑（低气压）、风（高气压），即六气所带来的能量。

我们现在来讨论正经的第二项功能。

我们首先要清楚，能量在十二正经之间周而复始，循行流注，这个流注每天凌晨 3 点（太阳时间）从肺经开始，按下图次序进行。

能量在每条正经内依次主导两小时：譬如从 11 点到 13 点，心经能量最大，就像太阳处在其最高点，位置在南方……

正经能量的注入点和流出点

正经流注的注入点与流出点并不总是在每条正经的起止点。对此我们

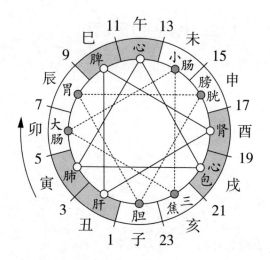

应有所了解，以便调节能量，解决比如经常发生的、乘坐飞机远渡重洋所引起的时差问题。解决时差问题，治疗时只需进行如下调节：

- 计算出发地的太阳时间，找到能量所处的经脉。

- 计算当前目的地太阳时间，找到能量应该处在的经脉。

- 逐步将能量从出发地经脉引导到目的地经脉：对两条经脉之间的每条过渡经脉逐一在注入点施补法以注入能量，而在刚刚补完经脉的前一条经脉的流出点施泻法以导出能量。

经　脉	入　穴	出　穴
肺　经	中　府	列　缺
大肠经	合　谷	迎　香
胃　经	头　维	冲　阳
脾　经	隐　白	大　包
心　经	极　泉	少　冲
小肠经	少　泽	颧　髎

经　脉	入　穴	出　穴
膀胱经	睛　明	至　阴
肾　经	涌　泉	步　廊
心包经	天　池	劳　宫
三焦经	关　冲	耳门（丝竹空）
胆　经	瞳子髎	足临泣
肝　经	大　敦	期　门

示例：出发地太阳时间为零点，对应经脉为胆经；目的地时间为早晨9时30分（太阳时间），对应经脉为脾经。

治疗目的：将能量从胆经转移到脾经。具体步骤如下：

- 补肝大敦，泻胆足临泣
- 补肺中府，泻肝期门
- 补大肠合谷，泻肺列缺
- 补胃头维，泻大肠迎香
- 补脾隐白，泻胃冲阳

进行上述疗法和给儿童治疗一样，我们建议采用"无针"疗法，而且应尽量在时差变化的12小时内进行。

通过上面的调节，会在对立经脉（心经—胆经、小肠经—肝经、膀胱经—肺经等）间建立一种对立互补的"子午"调节关系。这种调节实际上是指当某一经脉的能量达到最大值时，与之相对立的经脉的能量为最小值。午时心经能量最高，胆经能量最小；反过来子时胆经能量最高，心经能量最小……

如果未能达到上述平衡，我们可以使用络穴进行调节，除非这种失衡是经别功能失调所导致的与"时间"有关的病症[46]。

最后，我们提醒大家，经脉是脏腑的天线，它们也依照阴阳关系，每两条经脉组成一对：肺经和大肠经、脾经和胃经、心经和小肠经、肾经和膀胱经、心包经和三焦经、肝经和胆经。

六气

如果说六气法则与我们所处的空间（六个方向）和时间（昼夜 12 个时辰）有关，这个六气法则更主要的作用则是让我们适应环境温度、湿度和气压的六种气候变化：寒火、燥湿、暑风。

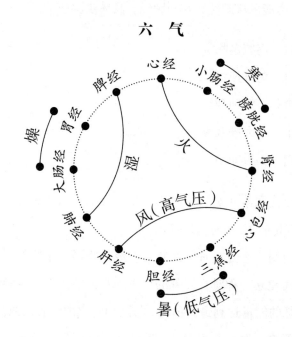

六　气

---

[46] 见第十四章："经脉辅助系统的循行路线、病症与治疗"。

如上图所示，十二经脉每两条为一组，共组成六对经脉，每对经脉中的能量会影响六气的一个方面。

➤ **影响体温：**

- 寒：小肠—膀胱（太阳）
- 热：心—肾（少阴）

➤ **影响体内水分：**

- 湿：肺—脾（太阴）
- 燥：大肠—胃（阳明）

➤ **影响血压：**

- 高压：心包经—肝经（厥阴）
- 低压：三焦经—胆经（少阳）

作为脏腑的外围天线，手足六对经脉运转是否正常决定了人体对寒热、湿燥以及气压变化是否适应、是否敏感。

第十三章　外邪及其治疗

西泽道允大师在其《中医学概论》中说道："无内伤，外邪不得以侵犯人体，病不得生。"

外邪以温度、湿度或气压的气候变化形式随内伤一同出现。一般这些因素通过体温、皮肤湿度和血压调节得以补偿。当这种补偿机制因内伤的缘故不能进行时，就形成了问题。在这种情况中，由四时之气（寒、湿、风、暑等）引起的邪气就会产生具体的病症。有外邪的情况下，我们需要探索邪气侵犯机体的途径。

我们可以回忆一下，十二经脉组成内部功能在体表的天线。当我们运气试图修复内伤时，与被侵袭的功能和脏腑直接相关联的一系列外围经脉系统就会随之损耗或衰弱。

就性质而言，六组正经分布于手和足，对应具体的防线以及应对气候变化的适应机制。它们是：

- 膀胱经和小肠经，组成太阳经，"寒"，可适应火。
- 心经和肾经，组成少阴经，"火"，可适应寒。
- 三焦经和胆经，组成少阳经，"暑"，可适应风。
- 心包经和肝经，组成厥阴经，"风"，可适应暑。
- 大肠经和胃经，组成阳明经，"燥"，可适应湿。

六 气

- 肺经和脾经，组成太阴经，"湿"，可适应燥。

显而易见，如果其中一组经脉的能量丧失，外界致病之气成为外邪侵犯人体，就会引起特定的病症：病人会说他感冒了，或者感觉即将下雨，等等。在这个环节上，为了帮助我们熟悉外邪的侵袭，让我们来看三种最常见的，即由湿邪、寒邪或风邪所引发的风湿病症。

- 在由湿引起的风湿中，组织频频肿胀，伴有闷痛并在夜间加重，麻痹；这种疼痛在晨练等运动后得以缓解。
- 由寒引起的风湿会出现尖锐、急剧、非常强烈、固定的疼痛，运动时将严重加剧，多出现在白天；遇热将得以缓解。
- 由风引起的风湿，疼痛有极为特别之处，即疼痛四处游走，比如有时候在关节，有时候在肌肉。

进而，这些侵袭可能在某些情况下由于剧烈的疼痛转变成"热"——病人不能忍受被触摸——伴有红、热以及发烧；这种疼痛遇寒可缓解。

六组正经的治疗

治疗的策略应该依据六组正经的虚实，遵循以下的原则。

➢ 当经气虚时，对相应的寒、热、湿等敏感，治疗如下：

• 补相关经脉的根补穴，即相关经脉下肢上的补穴（足部的经脉）。
• 泻对应互补经脉的根泻穴（以热对寒，以燥对湿等）。

例如，如果病人表现出对湿敏感，补大都（能量输入的穴位，补穴根据母生子的法则），泻厉兑（可加强燥的能量，以助脾经）。

根补穴和根泻穴

经 脉	寒 小肠—膀胱	暑 三焦—胆	燥 大肠—胃	湿 肺—脾	火 心—肾	风 心包—肝
补 穴	至 阴	侠 溪	解 溪	大 都	复 溜	曲 泉
泻 穴	束 骨	阳 辅	厉 兑	商 丘	涌 泉	行 间

➢ 经脉中的病邪过盛引起的功能性病症遵循以下治疗（因风侵犯的情况例外）：

• 补对应经脉属性与病邪相反的根穴位。
• 泻相关经脉属性与病邪相同的根穴位。
• 最后，补相关经脉的根补穴，以恢复经脉之气，或选用与病邪属性相反的穴位。

例如，湿过盛，补厉兑（金穴：燥），泻太白（土穴：湿），然后补大都（脾经补穴，也是脾经的火穴，以令湿蒸发）。

正经根穴位的性质与五行属性 [47]

经 脉	太 阳 小肠—膀胱	少 阳 三焦—胆	阳 明 大肠—胃	太 阴 肺—脾	少 阴 心—肾	厥 阴 心包—肝
木，风	束 骨	足临泣	陷 谷	隐 白	涌 泉	大 敦
火，热	昆 仑	阳 辅	解 溪	大 都	然 谷	行 间
土，湿	委 中	阳陵泉	足三里	太 白	太 溪	太 冲
金，燥	至 阴	足窍阴	厉 兑	商 丘	复 溜	中 封
水，寒	足通谷	侠 溪	内 庭	阴陵泉	阴 谷	曲 泉

除了这一治疗外，若需要，也可泻以下的根结穴，用来连接同名经脉（如手太阳小肠经和足太阳膀胱经）。这样可以将足部经脉的能量传给手部经脉。

经 脉	太 阳 小肠—膀胱	少 阳 三焦—胆	阳 明 大肠—胃	太 阴 肺—脾	少 阴 心—肾	厥 阴 心包—肝
根结穴	睛 明	听 会	头 维	中 脘	廉 泉	玉 堂

在被风侵袭的情况下，首先泻风池、风府和哑门（如有必要也可泻秉风、风门、三焦俞、风市、丰隆等风穴），然后补足临泣和外关，同时泻公孙和内关。在这里我们所治疗的是奇经八脉。

与正经相关的其余三个外围能量的调理需要特定技巧，见各类型的络脉、经筋、经别。

---

[47] 见第八章："奇经八脉的循行路线、病症与治疗"。

第十四章　经脉辅助系统的循行路线、病症与治疗

十六络脉的循行路线与病症

络　　脉	循行路线	虚症（不足）	实症（有余）
肺之络脉 **名曰列缺** 与大肠相表里	起于列缺，入手掌，散布于大鱼际部及手指	口紧，喘息，呵欠，出汗，尿频	掌部灼热，手指疼痛，烧灼感
大肠之络脉 **名曰偏历** （大肠经输穴为三间）与肺相表里	起于偏历，循上肢，入齿部及耳中	齿冷，胸膈收缩不畅，憋闷感	龋齿，耳聋
胃之络脉 **名曰丰隆** （胃经输穴为陷谷）与脾相表里	起于丰隆，循大腿外侧，入头项，至百会，向下联络喉咙	腿部肌肉萎缩	喉痹，失音，惊厥，吞咽困难，癫痫，疯狂，有痰
脾之络脉 **名曰公孙** 与胃相表里	起于公孙，入腹与肠胃	腹部刺痛	肠胀气，上吐下泻，痢疾
心之络脉 **名曰通里** 与小肠相表里	起于通里，进入心中，向上联系舌根部，入眼	不能言	膈膜收缩不畅

络　　脉	循行路线	虚症（不足）	实症（有余）
小肠之络脉 名曰支正 （小肠经输穴为后溪）与心相表里	起于支正，上行经肘部，上络于肩髃部	生疣，痂疥（如疥疮）	肘废不能用
膀胱之络脉 名曰飞扬 （膀胱经输穴为束骨）与肾相表里	起于飞扬，入头部	鼻出血，鼻流清涕	鼻塞，头痛，头项疼痛，背痛
肾之络脉 名曰大钟 与膀胱相表里	起于大钟，绕足跟，走向昆仑穴，行经膝、腹、心，外贯腰脊	腰痛	足跟痛，少尿，忧心，烦恼，焦虑
心包之络脉 名曰内关 与三焦相表里	起于内关，系于心包，络心系（包括心血管系统及纵隔）	头项紧绷疼痛，心烦，心前区疼痛	肩部及上肢疼痛
三焦之络脉 名曰外关 （三焦经输穴为中渚）与心包相表里	起于外关，行于臂膊外侧，进入胸中	上肢肌肉松软，双手抓举无力，肘松弛	肘部拘挛，不能伸展
胆之络脉 名曰光明 （胆经输穴为足临泣）与肝相表里	起于光明，向下络足背	双腿软弱无力，消瘦，松弛，坐下后不能起身站立	手足冰冷，失去知觉
肝之络脉 名曰蠡沟 与胆相表里	起于蠡沟，至睾丸、生殖器官	阴囊或阴茎奇痒无比，阴部瘙痒	睾丸或卵巢肿胀，阴囊疝气，勃起疼痛，阴茎异常勃起
任脉之络脉 名曰鸠尾 与督脉相表里	起于鸠尾，入小骨盆	腹部皮肤瘙痒	腹皮疼痛，对于轻微触碰也异常敏感

第十四章　经脉辅助系统的循行路线、病症与治疗

络　　脉	循行路线	虚症（不足）	实症（有余）
督脉之络脉 **名曰长强** 与任脉相表里	起于长强，行于脊柱两侧，经项，入巅顶，下走肩胛左右，别行走入足太阳经，入于深部贯穿于脊柱两侧	头部震颤，有沉重感，眩晕	背部强直，挛缩
胃之大络 **名曰虚里**	起于乳房左下侧，至膈膜、肺部		哮喘，喘息，窒息，胸闷，假性心绞痛
脾之大络 **名曰大包**	起于大包，布胸胁	各关节无力	周身疼痛，僵硬酸痛（流行性感冒）

横络及纵络的治疗

纵络起于相应络穴，灌注于人体的相关部位。考虑到纵络与连接相表里阴经与阳经的横络有着相同的穴位，我们必须同时对两者加以了解。当两者出现病症时，要做到补其不足，泻其有余。

➢ 对于连接相表里阴经与阳经的横络来说，我们需要考虑这些经脉中能量的含量。

例如，对于心经与小肠经来说：

• 如果阳经有余，而阴经不足，我们需要补阴经的络穴，同时泻阳经的络穴，即补通里而泻支正。

• 如果阴经有余，而阳经不足，根据输络原则 [48]，我们需要补阳经的输

---

[48]　见第二章："宇宙和人体的能量"。阴经与阳经的联系：阳经的输穴通过阴经的络穴放大能量流，而阴经的输穴（原穴）通过自身的脏器来放大能量流。

穴，同时泻阴经的络穴，即补后溪而泻通里。

➢ 对于纵络来说，我们需要考虑到相关纵络不足或有余的症状：

- 如果其呈现不足的症状：就要补益相应的络穴。
- 如果其呈现有余的症状：除了胃之大络虚里及脾之大络大包需要直接用泻法外，其余情况均先补益与其相表里经脉的络穴或输穴，然后泻其络穴。

例如，如果患者有掌心烦热的症状，这是肺络有余的迹象，我们可以根据输络原则，补大肠经之输穴三间，同时泻肺经之络穴列缺。

组络

四个组络可分别同时对三条经脉进行调整：

- 上半身的三条阳经（大肠经、三焦经、小肠经）：三阳络
- 上半身的三条阴经（肺经、心包经、心经）：间使
- 下半身的三条阳经（膀胱经、胆经、胃经）：悬钟
- 下半身的三条阴经（肾经、脾经、肝经）：三阴交

因此，我们可以通过补其不足，泻其有余来将一侧的能量转至另一侧：

- 在上半身的阳脉与阴脉之间，反之亦然
- 在下半身的阳脉与阴脉之间，反之亦然
- 在上半身的阳脉与下半身的阳脉之间，反之亦然
- 在上半身的阴脉与下半身的阴脉之间，反之亦然
- 在右侧的络脉与左侧的络脉之间，反之亦然

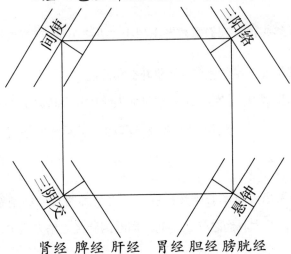

心经 心包经 肺经　大肠经 三焦经 小肠经

内关

三阳络

三阴交

悬钟

肾经 脾经 肝经　胃经 胆经 膀胱经

例如，对于新近发生且并不严重的踝关节扭伤来说，其涉及膀胱经、胆经、胃经分布的区域。如果治疗在发生扭伤后几小时进行，以下的步骤可以消除能量受阻的问题，恢复相关能量的正常运行：

- 补患侧三阳络
- 补患侧三阴交
- 补对侧悬钟
- 泻患侧悬钟

疼痛及水肿症状将迅速消失，踝关节运动功能得以恢复。在这里，我们进一步指出，一般情况下，身体的右侧为阴，左侧为阳，这与我们对左、右手脉象的认识是一样的。

在治疗半身不遂中，根据对于其能量的诊断，组络的这一特征在某些情况下同样适用。

➢ 左侧半身不遂（松弛无力型）：

- 补右侧的三阳络及悬钟
- 泻左侧的间使及三阴交

通过以上方法，我们可以治疗身体阳侧（左侧）阴性能量（被动→弛缓，处于阴脉中）有余，同时右侧阳脉中气不足的情况。

➢ 左侧半身不遂（挛缩型）：

- 补右侧的间使及三阴交
- 泻左侧的三阳络及悬钟

这样，我们可以治疗身体阳侧（左侧）阳性能量（主动→痉挛，处于阳脉中）有余，同时右侧阴脉中气不足的情况。

➢ 右侧半身不遂（松弛无力型）：

- 补左侧的三阳络及悬钟
- 泻右侧的间使及三阴交

这样，我们可以治疗身体阴侧（右侧）阴性能量（被动→弛缓，处于阴脉中）有余，同时左侧阳脉中气不足的情况。

➢ 右侧半身不遂（挛缩型）：

- 补左侧的间使及三阴交
- 泻右侧的三阳络及悬钟

如此一来，我们可以治疗身体阴侧（右侧）阳性能量（主动→痉挛，处于阳脉中）有余，同时左侧阴脉中气不足的情况。

经筋（韧带或肌腱、肌肉）的循行路线与病症

经筋：肌腱、肌肉	循行路线	症　状
肺手太阴经筋 汇合穴：渊腋 井穴：少商 输穴：太渊 经穴：经渠	拇指→大鱼际→寸口动脉→前臂→肘→臂内侧→腋下→锁骨下窝→肩髃→缺盆→胸→膈→浮肋（季胁）	冬天最后一个月（1月6日至2月4日，冬末）出现痹症： 韧带收缩 呼吸受阻 吐血 胁肋拘急
大肠手阳明经筋 汇合穴：本神(天冲) 井穴：商阳 输穴：三间 经穴：阳溪	食指桡侧→腕背部→前臂外侧→肘外侧→上臂外侧→肩髃第一分支：肩胛上部→挟脊（第二胸椎至第七胸椎）第二分支（主要分支）：颈→鼻旁→额角→本神（天冲）→头颅→下向对侧颌部	夏天第一个月（5月5日至6月5日，夏初）出现痹症： 韧带收缩痉挛 肩不举 颈不能两侧转动
胃足阳明经筋 汇合穴：颧髎 井穴：厉兑 输穴：陷谷 经穴：解溪	**第一分支**：第二、三、四趾→足背→腿外侧→腓骨→膝外侧→髋关节→胁部→脊柱→第十一胸椎至第十二胸椎 **第二分支**：第二、三、四趾→足背→胫骨→膝前侧（一小支在此分出联系第一分支）→伏兔→腰部（股骨头）→生殖器官→腹部→锁骨下窝→颈→环口→鼻部→一支结于下睑，另一支结于耳前部	春天最后一个月（4月4日至5月5日，春末）出现痹症： 韧带收缩 第二、三、四趾痉挛 胫部筋肉痉挛 股前筋肉拘紧（伏兔） 耻骨部位水肿 生殖器官及腹部区域痉挛，向上牵掣到锁骨下窝及颊部 如有寒邪则掣引眼睑不能闭合口角歪斜 有热则颊部肌肉瘫痪，眼睑不能张开

经筋：肌腱、肌肉	循行路线	症　状
脾足太阴经筋 汇合穴：中极 井穴：隐白 输穴：太白 经穴：商丘	大趾趾甲后内侧端→内踝→胫骨→大腿内侧→髋部→股骨头→生殖器官→腹部→脐→肋骨→胸部→脊柱前侧→第十一胸椎	秋天第一个月（8月6日至9月6日，秋初）出现痹症： 韧带收缩 大趾、内踝疼痛 腓肠肌、大腿内侧筋肉痉挛 阴部扭转疼痛 脐、两胁、脊柱疼痛
心手少阴经筋 汇合穴：渊腋 井穴：少冲 输穴：神门 经穴：灵道	小指外侧→腕后豆骨→肘内侧→上臂内侧→腋内→乳房→胸骨→膈→脐部	冬天第二个月（12月7日至1月6日，冬至）出现痹症： 韧带收缩 脐部至心区疼痛，俯卧在平面的硬板上时疼痛加剧
小肠手太阳经筋 汇合穴：本神(天冲) 井穴：少泽 输穴：后溪 经穴：阳谷	小指末端内侧→腕背→前臂内侧→肱骨内上髁→上臂背侧→腋下→腋后皱褶处→肩胛部→颈→乳突部→耳→下颌角→眼外眦→前额	夏天第二个月（6月5日至7月5日，夏至）出现痹症： 韧带收缩 耳痛，肘内侧、手臂、腋部、肩胛、颈部疼痛 噪音引发耳部至颌部疼痛 眼睛始终闭合 颈肿，斜颈
膀胱足太阳经筋 汇合穴：颧髎 井穴：至阴 输穴：束骨 经穴：昆仑	**第一部分：** 足小趾末端→外踝→膝外侧→腿外侧→足跟→足外侧→腘窝外侧→腓肠肌中部→腘窝内侧→大腿后侧→臀部→脊柱	春天第二个月（3月4日至4月4日，春分）出现痹症： 韧带收缩 痉挛 小趾或足跟疼痛或水肿 腘窝部挛急 角弓反张
	第二部分： **第一分支：**项部→舌根→枕骨→头顶→前额→鼻→眼→结于鼻旁	春天第二个月（3月4日至4月4日，春分）出现痹症： 颈项部肌肉及韧带僵直

第十四章　经脉辅助系统的循行路线、病症与治疗

经筋：肌腱、肌肉	循行路线	症　状
	第二分支：第八胸椎→腋下和肩髃→腋前→锁骨下窝→乳突 **第三分支**：第一胸椎→锁骨下窝→鼻旁	肩不能抬举 从腋部至锁骨下窝牵掣如丝状疼痛
肾足少阴经筋 汇合穴：中极 井穴：涌泉 输穴：太溪 经穴：复溜	足小趾底→足底板→内踝下方→足跟→膝内侧→大腿→阴部→脊柱→项部→枕骨	秋天第二个月（9月6日至10月6日，秋分）出现痹症： 韧带收缩 足底板痉挛 痉挛，抽搐 不能前俯后仰
心包手厥阴经筋 汇合穴：渊腋 井穴：中冲 输穴：大陵 经穴：间使	中指→肘内侧→上臂内侧→腋下→下散前外挟两胁→胸中→膈	冬天第一个月（11月6日至12月7日，冬初）出现痹症： 韧带收缩 呼吸受阻 贲门痉挛
三焦手少阳经筋 汇合穴：本神(天冲) 井穴：关冲 输穴：中渚 经穴：支沟	无名指→前臂→肘→上臂→肩→颈 **第一分支**：下颌角→舌根 **第二分支**：下颌角→耳前→目外眦→前额→额角　本神(天冲)	夏天最后一个月（7月5日至8月6日，夏末）出现痹症： 韧带收缩，痉挛 舌卷缩
胆足少阳经筋 汇合穴：颧髎 井穴：足窍阴 输穴：足临泣 经穴：阳辅	第四趾→外踝上→腿外侧及膝外侧 **第一分支**：外侧髁→伏兔 **第二分支**（主要分支）：大腿外侧→髋部→骶骨→浮肋末端→胸中→乳房→腋前→锁骨下窝→耳后→太阳穴→额角→头顶→另有分支通往下颌角、鼻旁、目外眦	春天第一个月（2月4日至3月4日，春初）出现痹症： 韧带收缩 第四趾及腓肠肌痉挛 膝关节不能屈伸 耻骨、骶骨、季肋部、浮肋、锁骨下窝、咽部疼痛 患侧筋肉拘急时，对侧眼睛不能张开

经筋：肌腱、肌肉	循行路线	症 状
		患侧额角受伤，会引起对侧足不能活动
肝足厥阴经筋 汇合穴：中极 井穴：大敦 输穴：太冲 经穴：中封	大趾→内踝前方→腿内侧→胫骨内髁→大腿内侧→生殖器官	秋天最后一个月（10月6日至11月6日，秋末）出现痹症： 韧带收缩 足大趾、内踝前部、膝内侧疼痛 股内侧痉挛 阳痿或异常勃起

经筋（韧带或肌腱、肌肉）的病理生理学与治疗

经筋行于体表，其循行路线大体上与十二经脉一致，手足三阴分别对应手足三阳。然后，聚集于上半身或头部。

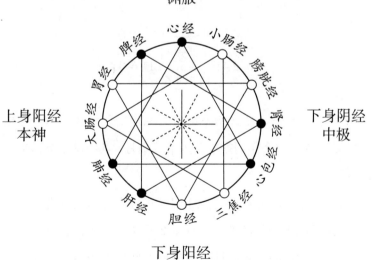

- 上身三阴经：肺—心—心包，汇合穴：渊腋
- 下身三阴经：肾—肝—脾，汇合穴：中极
- 上身三阳经：大肠—小肠—三焦，汇合穴：本神
- 下身三阳经：膀胱—胆—胃，汇合穴：颧髎

经筋与痹症

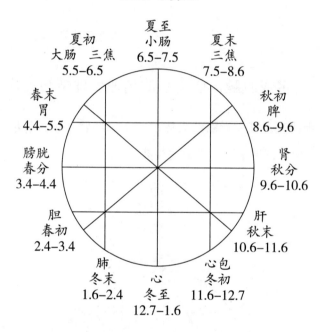

经筋的痹症（通常，寸口脉不会发生相应变化）经常与一年中某一特定时段联系在一起，整个年周期被分为十二个月，其中以冬至、夏至、秋分、春分为主要标记。

需要指出的是，阳经经筋对应于每年的2月4日至8月6日，而相应的阴经经筋则对应于每年的8月6日至2月4日，其相表里的阴阳脏腑之间呈现或纵向或横向的关系，即胃对应脾，膀胱对应肾，胆对应肝，大肠

对应肺，小肠对应心，三焦对应心包。

因此，相应术语表示冬末(1月6日至2月4日)发生的痹症[49]或春初(2月4日至3月4日)发生的痹症，等等。

经筋的一般症状通常与正气不足继而导致戾气有余有关，这会引起表皮的感觉过敏。根据这种戾气的寒热属性，会导致肌腱、肌肉的张力过高或张力过低。

根据上述表格中相应痹症的一般表现与特殊症状，治疗包括泻除因经筋内正气不足而导致的戾气侵袭，同时，补益相应经筋内的正气。根据腧穴各自特定的功效，按同一顺序补益四个腧穴，其中三个为五输穴[50]。

- 汇合穴
- 井穴，位于手足之末端，为经气所出的部位
- 输穴，是经气渐盛的部位，为源头
- 经穴，是经气正盛运行经过的部位

例如，膀胱经经筋的痹症主要表现出下述症状：韧带收缩，痉挛，小趾或足跟疼痛或水肿，腘窝部挛急，角弓反张，颈项部肌肉及韧带僵直，肩不能抬举，从腋部至锁骨下窝丝状牵掣样疼痛。其治疗应为：

- 补益颧髎（汇合穴）
- 补益至阴（井穴）
- 补益束骨（输穴）
- 补益昆仑（经穴）

---

[49]　见经筋循行路线及病症表。

[50]　见第十章："内伤及其治疗"。

经别的循行路线与病症

经　别	循行路线	相伴症状（起始与加重）
肺 对侧的井穴：少商 相表里脏腑：大肠	从**尺泽**分出→腋前→注入**中府**→两肺→大肠→出于锁骨下窝→颈→合于**扶突**	**从 3 点至 5 点：** 哮喘 呼吸频率加快 胸中热
大肠 对侧的井穴：少商及商阳 相表里脏腑：肺	从**曲池**分出→分支到胸、乳房→注入**肩髃**→项部→脊柱→大肠→肺→出于锁骨下窝→颈→合于**扶突**	**从 5 点至 7 点：** 横结肠转角处、肩、锁骨下窝、咽喉疼痛 胸中热 手卷缩 头痛
胃 对侧的井穴：厉兑 相表里脏腑：脾	从**足三里**分出→髋部→注入**气冲**→腹→胃→脾→心→食道→口→出于鼻梁→眼眶→前额→目内眦→合于**睛明**	**从 7 点至 9 点：** 偏头痛 鼻出血
脾 补益的穴位：对侧曲骨 相表里脏腑：胃	从**阴陵泉**分出→髋部→注入**冲门**→腹→脾→胃→心→与胃经经别伴行→合于**睛明**	**从 9 点至 11 点：** 腰痛向下放射至小腹及下腹 不能仰卧
心 对侧的井穴：少冲 相表里脏腑：小肠	从**少海**分出→腋→注入**极泉**→胸→心→咽喉→出于面部→目内眦→合于**睛明**	**从 11 点至 13 点：** 心口痛 压迫感
小肠 对侧的井穴：少泽 相表里脏腑：心	从**小海**分出→肩→腋后→注入**臑俞**→小肠→心→咽喉→出于面部→内眼角→合于**睛明**	**从 13 点至 15 点：** 剧烈耳鸣 耳聋
膀胱 对侧的井穴：至阴 相表里脏腑：肾	从**委中**分出→注入**委中**→肛门→肾→膀胱→脊柱→心→出于项→合于**天柱**	**从 15 点至 17 点：** 颈项及头部疼痛

经　　别	循行路线	相伴症状（起始与加重）
肾 对侧的井穴：涌泉 相表里脏腑：膀胱	从**阴谷**分出→注入**阴谷**→膀胱 →肾→第二腰椎→命门→心→ 出于项→合于**天柱**	**从 17 点至 19 点：** 腹胀胸闷心痛
心包 对侧的井穴：中冲 相表里脏腑：三焦	从**曲泽**分出→腋→注入**天池**→ 胸→三焦中的脏腑→→咽喉→ 耳→出于乳突→合于**天牖**	**从 19 点至 21 点：** 咽痛 口干 焦虑 心口痛
三焦 对侧的井穴：关冲及中 冲 相表里脏腑：心包	从**天井**分出→头顶→注入**百会** →耳背→锁骨下窝→三焦中的 脏腑→分支到胸→咽喉→耳→ 出于乳突→合于**天牖**	**从 21 点至 23 点：** 咽痛 偏头痛 口干 焦虑 心口痛
胆 对侧的井穴：足窍阴及 至阴 相表里脏腑：肝	从**阳陵泉**分出→髋部后半部→ 注入**环跳**→耻骨→腹→第十一 肋骨端→胆→肝→心→食道→ 咽喉→出于颏→口→脸→目外 眦→合于**瞳子髎**	**从 23 点至 1 点：** 胸闷 咳嗽 出汗
肝 对侧的井穴：大敦 相表里脏腑：胆	从**曲泉**分出→足背→注入**蠡沟** →耻骨→与胆经经别伴行→出 于颏→口→脸→目外眦→合于 **瞳子髎**	**从 1 点至 3 点：** 生殖器官疼痛

经别的治疗

经别联系十二正经与器官及相应脏腑[51]，其起于肘膝关节的保护区，然

---

[51]　见第二章："宇宙和人体的能量"。

后阳经经别合于原经脉，阴经经别合于相表里的阳经经脉。

通常，经别的症状对应一天中特定的时段——在一天中相同的时间（太阳时间）发生或加剧，而且呈现单边性，与相应脏器的病理表现一致。除了经别循行路线中出现的紧张或局部性疼痛，还有一些更为特定的症状，这使得诊断经别的病症变得相对容易。此外，外邪侵袭经别通常局限于颈项或头部。

调整经别需要一种特定的方法。

➢ 补益患侧经别对侧的井穴，具体见下列表格：

经　　别	井　　穴
肺	补益对侧少商
大　肠	补益对侧少商及商阳
胃	补益对侧厉兑
脾	补益对侧曲骨
心	补益对侧少冲
小　肠	补益对侧少泽
膀　胱	补益对侧至阴
肾	补益对侧涌泉
心　包	补益对侧中冲
三　焦	补益对侧关冲及中冲
胆	补益对侧足窍阴及至阴
肝	补益对侧大敦

➢ 于患侧，泻相关经别及表里经脉（阴经／阳经：肝和胆，大肠与肺等）的合穴，经别所入之穴及经别的汇合穴：

经 别	合 穴	所入之穴	汇合穴
肺	尺 泽	中 府	扶 突
大 肠	曲 池	肩 髃	扶 突
胃	足三里	气 冲	睛 明
脾	阴陵泉	冲 门	睛 明
心	少 海	极 泉	睛 明
小 肠	小 海	臑 俞	睛 明
膀 胱	委 中	委 中	天 柱
肾	阴 谷	阴 谷	天 柱
心 包	曲 泽	天 池	天 牖
三 焦	天 井	百 会	天 牖
胆	阳陵泉	环 跳	瞳子髎
肝	曲 泉	蠡 沟	瞳子髎

例如,胆经发生病症时,晚上 11 点至凌晨 1 点（太阳时）发生右侧胸闷,咳嗽及出汗：

- 补左侧足窍阴和至阴
- 泻右侧阳陵泉、环跳、曲泉、蠡沟及瞳子髎

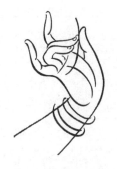

第五部分

针灸实践

第十五章　诊察病患

需要注意四种观察患者的方法及四种方法各自的特征：问诊，望诊，切诊，闻诊。

诊察患者时所用的这四个步骤可以使我们从质与量的角度了解患者的气血及负责调节身体内外功能、脏器及经脉的特定能量的虚实情况。

完成诊察后，我们必须记住，先治疗急性病症，后治疗慢性病症，先治表而后治里。此外，作为一般准则，需先补后泻。这为能量提供了一条"出路"，以防止能量产生混乱，偏离正常的循行路线。

问诊

首先，患者的病史加上世界上各个区域常发生的一些疾病，可使医生就能量的自然调节对目前的问题作出判断。

我们还需要注意那些与经脉中能量循环有关的固定时间段的病症：上午3点至5点对应肺，上午5点至7点对应大肠等，患者会感觉冷或热，隐痛或剧痛。

问诊归结为询问四个主要的问题：何处？何时？如何？为何？考虑虚实，阴阳，寒热，表里，其各自的特征归结如下表：

虚	实
慢性—过去	急性—现在
委靡，衰退，虚弱，瘫痪，疲劳，萎缩，功能低下，势缓，久病固定，在里，持续疼痛，肿胀处按之凹陷，寒象，声音微弱，表层肌肉松弛，里层肌肉收缩，脉浮或沉	兴奋,炎症,抽搐,肥大,功能亢进,势急,新近疼痛,新病移动,在表,时痛时止,肿胀处按之不凹陷,热象,声高洪亮,表层肌肉收缩,挛缩,脉充实或紧

量：虚或实

症 状		表 现	
虚	实	虚	实
呼吸慢、短、弱	呼吸快、充实、有力	**气：**抑郁，迟脉	**气：**兴奋，数脉
脉软、短（不及其正常解剖部位）	脉硬、长（超出其正常解剖部位）	**血：**贫血，脉无力，脉细	**血：**充血，多血，脉充实有力
倦怠，慵懒，精神抑郁	特别活跃，精神兴奋	**表：**虚弱，瘙痒，肿胀处按之凹陷	**表：**挛缩，肿胀处按之不凹陷
麻木，不敏感	隐痛或剧痛		
苍白，畏寒	发红，热	**里：**冷，张力缺乏	**里：**炎症，兴奋
腹泻	便秘，挛缩		

质：阴或阳

虚		实	
阴	阳	阴	阳
右腕脉搏及深层脉搏较弱	左腕脉搏及表层脉搏较弱	右腕脉搏及深层脉搏较强	左腕脉搏及表层脉搏较强
里寒外热	外寒，出汗	里热外寒	外热，皮肤干燥
虚弱憔悴	虚胖，苍白，外型绵软	圆胖有力	消瘦有力，外型壮实

寒或热

受	寒	受	热
里	表	里	表
阳虚（阴明显）	受寒或风寒外邪	血阳盛	受热或风热外邪
口不渴或欲热饮，小便清长，软便或腹泻，苍白，颤抖，四肢冰冷，骨冷，舌淡白，苔白，脉迟、弱、浮或沉	剧痛，痛处固定（因寒）或游走（因风），神经痛	口渴欲冷饮，小便少，色深，便秘，大便干结，四肢发热，激动，皮肤发红发热，干燥，舌红苔黄，脉数、有力或紧	疼痛处发红发热，痛处固定（因热）或游走（因风），发烧或不发烧

下表总结了五行、五个季节与身体内五大系统功能之间的病理联系：

木	火	土	金	水
肝—胆	心—小肠	脾—胃	肺—大肠	肾—膀胱
虚：颤抖，指甲发脆，神志不清，光敏感，泪多，易流泪**实：**面色发青，脉弦紧，易怒，易生气，喊叫，抽搐，痉挛	**虚：**心悸，脉细弱，抑郁，夜间出汗，面色苍白，舌苍白**实：**面色发红，脉数大，兴奋，过于高兴，笑，舌尖红	**虚：**水肿，唇色苍白，消化不良，嗳酸，多涎**实：**面色发黄，脉迟，焦虑，偏执，反复唱歌，唇肿，唇裂	**虚：**皮疹，瘙痒，咽痛，干咳，呼吸困难，嗅觉缺失**实：**面色发白，脉浮，悲伤，哭泣，打喷嚏，咳嗽，咯痰量多	**虚：**犹豫不决，掉发，耳聋，尿频，蛋白尿，遗忘，恐惧，呻吟**实：**面色灰，脉沉，冲动鲁莽，少尿

望诊

体态及面色

- 注意患者的体态：衰惫，兴奋（阴或阳），或是正常
- 根据身体内五大系统功能，阴、阳，等等。观察与其相关联的面色表现（由于患者自身的肤色，其面色变化并非总是很明显）及面部光泽。

望舌

通常，望舌需在患者吃饭前进行，以排除食物、饮料如咖啡、巧克力、橙汁等对舌色的影响。

- 舌淡红，苔薄，轻盈，明润，为正常舌象。
- 舌质红，苔黄：热象
- 舌淡白，苔白：寒象
- 舌色发青：血淤
- 舌苔愈厚：恶化
- 舌苔愈薄：恢复状态
- 舌苔由灰变黑：病情严重
- 无苔：气虚

相应部位：

- 舌根：肾
- 中部：脾
- 边缘：肝、肺

- 舌尖：心

例如舌尖红说明心火旺盛。

舌色

- 色苍白：阳虚，寒
- 色红：阴虚（阳明显），血有邪热
- 色紫：邪热，血虚，血淤
- 色青：气虚，血淤

舌形

舌　　形	舌　　色	病　　理
肿　胀	苍白，发亮	阳虚，湿阻
	色　红	血有邪热
薄、干	苍　白	气血亏虚
	色　红	火邪——血虚
短　缩	苍　白	寒——气血亏虚
	色　红	邪热——津液干枯
强　直	苍　白	风邪进入心络
	色　红	热入心包与生殖器官
软有齿痕	苍　白	气血亏虚
	色　红	阴虚——火邪
颤　动	苍　白	阳虚——气血亏虚
	色　红	阴虚——风邪
粗糙，裂纹	色　红	津液干枯
蜷　缩		肝气亏虚

舌苔

- 白：寒

- 黄：热

- 黑：寒极或热盛

- 白，薄：寒，表证

- 白，腻：寒，湿

- 白，干：寒邪

- 黄，薄：表热

- 黄，腻：热，湿

- 黄，糙：胃热熏蒸体液

- 黄，厚：胃经、大肠经热盛

- 黑，薄：虚，寒（严重）

- 黑，厚：热盛（严重）

- 白，剥如雪花：能量生成停滞（严重）

- 无苔：胃气亏虚

望目

- 目外眦发红：心气有余

- 目内眦发红：心气不足

- 瞳孔发红，结膜炎，眼湿，眼光泽度提高：肝火旺盛

- 泪多，眼无光泽：肝气不足

- 上眼睑水肿：胃气不足

- 下眼睑水肿：脾气不足

切诊

切诊的重点在于腹部，经脉的循行路线，寸口脉，周身之脉，颈动脉及沿经脉循行之脉。

按腹部

若如下所述腹部的某一特定部位特别敏感，或者这些部位的紧张度异常降低或提高，说明相应的脏器功能出现了问题：脾土相应于脐部，其余的分布于脐的四周，即火在上，水在下，金在右，木在左。

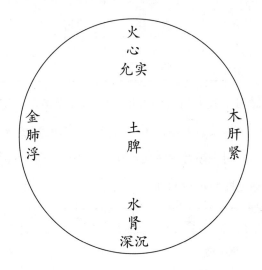

切经脉

经脉循行路线上出现疼痛或紧张度异常说明相应经脉出现问题。

切脉

十二条寸口脉分别对应于十二条经脉，三条周身之脉与气血相关联，另外九条沿经脉循行之脉提供了三焦脏腑功能的信息。

寸口脉

手腕桡动脉上分布着十二条寸口脉，其直接与十二条经脉的能量有关，提示其能量的定量与定性。它们的部位如下：寸（在大拇指基底部与桡骨头之间）、关（桡骨头）和尺（解剖位置位于桡骨头之上）。

位 置	右侧桡动脉		左侧桡动脉	
	表 阳	里 阴	里 阴	表 阳
尺	三 焦 三焦经	心 包 心包经	肾 肾经	膀 胱 膀胱经
关	胃 胃经	脾 脾经	肝 肝经	胆 胆经
寸	大 肠 大肠经	肺 肺经	心 心经	小 肠 小肠经

切左侧桡动脉时，我们用右手食指、中指及无名指，切右侧桡动脉时，我们用左手食指、中指及无名指，用大拇指抵压以便测量脉的压力。

切脉所感受到的阴—阳及虚—实反映了寸口脉定性的许多指标[52]。

下表说明了脉定性与定量的细节[53]：

虚	实	虚	实
气或血： 脉软、短，不及其正常的部位	**气或血：** 脉坚、长，超过其正常的部位	气：脉迟 血：脉细	气：脉数 血：脉实、有力

---

[52]　见第三章："八纲辨证：气和血"。

[53]　根据王叔和之论，脉可以说明气与血的情况。

质：虚		质：实	
阴	阳	阴	阳
右腕脉搏及深层脉搏较弱	左腕脉搏及表层脉搏较弱	右腕脉搏及深层脉搏较强	左腕脉搏及表层脉搏较强

上述表格能让我们就气血方面及每一条脉的能量作出初步的诊断。为了作出进一步的诊断，我们切脉时会施加三种不同水平的压力——轻取，中取，重按——先用中间的三个手指，再分别用每个手指单独切脉，注意脉的位置、频率、形状、力度及节奏。

一、位置

- 轻取时，寸部浮：感受风寒（脉紧似弓）或风热（脉满）。
- 重按时，脉沉：内虚或寒，气虚，或（出现在尺部）肾阴虚。
- 关脉（脾、胃、肝、胆）较寸部与尺部脉细：严重之象。

二、频率

- 迟，一息不足四至：土脉有病症，里寒症，脾阳虚，常伴沉脉。
- 数，一息五至以上：相火之病理脉象，热症（满＝有余，细＝不足）。

三、形状

- 脉紧似弓：肝胆病症。
- 剧烈的、游走性疼痛：肝气郁滞或肾阴不足导致的肝阳有余，肝风内动，或血压升高。
- 脉滑，有如波浪或串珠（中取）。
- 痰或食滞，脾气虚，有痰、湿。
- 脉细：气、血、阴亏虚。

四、力度

- 弱：气血亏虚。
- 轻取、中取、重按皆有力：痰阻心，神志病症，抑郁，躁狂—压抑综合征。

五、节奏

- 脉来缓慢，时有一止，止有定数：脏腑之气衰微。
- 阶梯样脉，升，降，再升，不断变化，说明病情严重。

例如，脉紧→肝—胆

脉数→热

脉细→阴虚→肝（及肾）阴不足导致的肝火上亢

阴—阳及虚—实：脉的四种生理表现

根据经脉能量的质与量，血（里）或气（表），脉有四种不同的表现。但不要忘记：生命是动态的，所以我们总要考虑到能量动态的一面。

为了能够掌握脉象的微妙，我们必须记住，虽然阴在里，阳在表（静态的定义），即使阳是运动的源泉，也会进而影响到阴。

- 阴性的能量表现出一种离心的趋势（发散：从中央向四周）。
- 阳性的能量表现出一种向心的趋势（合拢：从四周向中央）。是何表现取决于哪个占主导地位。

根据下图，我们可以看到与气或血的质与量相关联的四种脉象：

- 有余导致阴主导（阴盛，阳正常）：火的生理脉象，心和小肠，夏天脉满。血（或气）有余，有力，由于阴的离心性，其充溢着相关脉

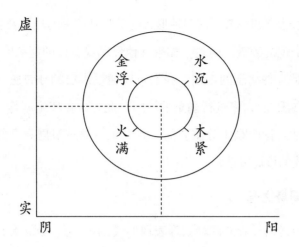

的整个部位。

- 不足导致阴主导（阳虚，阴正常）：金的生理脉象，肺和大肠，秋天脉浮。血（或气）虽然量少，并不断减少，处于不足的状态，但由于阴主导，阴是离心的，因而来到相关部位的表面。因为它的量刚好足够，切脉时，按在表面感觉脉在表层的位置十分有力，但是当切指的用力逐渐变大，脉便随之消失。我们的手指感受到表面的紧张度，但是这种紧张度很弱，就好像按压浮在水面上的软木。

- 不足导致阳主导（阴虚，阳正常）：水的生理脉象，肾和膀胱，冬天脉沉。血（或气）不足，量少，由于处于上风的阳是向心的，因而来到身体的中央、较深部位。切脉时，脉表现得相对有力，因其在深部汇合。

- 有余导致阳主导（阳盛，阴正常）：木的生理脉象，肝和胆，春天脉弦，似弓。血（或气）有余，有力，由于处于上风的阳是向心的，其充溢着相关脉的整个部位，脉表面紧张度很高。

当处于相适宜的季节，这四种形式的脉与其相关的经脉及脏器对应，其脉象是一种生理的表现。但是，如果其他经脉或身体的能量有余或不足时，这种脉象便是一种病理的表现。我们可以通过表层的寸口脉（阳经）及深层的寸口脉（阴经），来进行能量的诊断。此外，在实施调整之前，对于整体气血的评估与诊断是十分重要的。我们可以通过对周身之脉的诊断来辅助或替代上述的诊脉方法。

气血的周身之脉

我们已经讨论过脉的四种生理表现形式：满，浮，沉，弦。而如果其他经脉或身体的整体气血有余或不足时，这种脉象便是一种病理的表现。在这种情况下，通过了解与血（体内营气）和气（体表卫气）相关联的周身之脉的情况，将有助于加强我们的诊断。

这些周身之脉的位置如下：

- 人迎：位于甲状软骨旁的颈动脉。
- 太渊：位于右侧桡动脉（在寸脉的位置，位于肺深层脉与大肠表层脉之间）。
- 冲阳：位于足背动脉，与脚踝同一高度，在足背动脉降至第一、二跖骨间以前。

根据以上关于能量质与量之间关系的论述，接着：

- 比较左侧人迎脉与右侧人迎脉，这将使我们了解到左侧气与右侧血的情况。
- 比较左、右侧人迎脉与右侧太渊脉，这将使我们了解到气（人迎）与血（太渊）的情况。

- 比较左、右侧人迎脉与左、右侧冲阳脉，这将使我们了解到气（人迎）与血（冲阳）的情况。

首先，我们比较量——虚、正常或实，然后考虑其性质——弦紧（阳有余），满（阴有余），浮（阳不足）或沉（阴不足），同时观察气和血的情况。

现在，让我们回顾一下气血调整的原则。

气血质与量的调整

在任何治疗开展之前，必须先调整身体的气血。针灸师需要了解以下几个腧穴：

- 血量：三阴交
- 气量：足三里
- 血阴：气海
- 血阳：中脘
- 气阴：大椎（百劳）
- 气阳：百会
- 阴经气量，深层的脉及右脉：内关
- 阳经气量，表层的脉及左脉：合谷

根据前述的规则（血与气）[54]，我们通过观察患者，望舌，切脉，可以实施下表中的调整方法。

---

[54] 见第三章："八纲辨证：气和血"。

血	实	补足三里	阴主导	太渊脉满	补中脘
			阳主导	太渊脉弦	泻中脘
	虚	补三阴交	阴不足（阳主导）	太渊脉沉	补气海
			阳不足（阴主导）	太渊脉浮	补中脘、气海
气	实	泻足三里	阴主导	人迎脉满	补百会
			阳主导	人迎脉弦	泻百会
	虚	补足三里、三阴交	阴不足（阳主导）	人迎脉沉	补大椎
			阳不足（阴主导）	人迎脉浮	补百会、大椎

阴 经	右腕脉或深层脉	有 余	补合谷
		不 足	补内关
阳 经	左腕脉或表层脉	有 余	泻合谷
		不 足	补合谷、内关

为了熟悉这些方法的实际应用，现在让我们看看如何调整周身之脉的各种病理表现形式。

➤ 脉满（阴有余，阳正常），需要考虑三种情况：

• 血有余时：补足三里（我们从不泻血，它是一种对人体十分重要的营气，而我们可以补气），血中阴有余：补中脘（我们从不泻阴，而可以补阳）。

• 气有余时：泻足三里，气中阴有余：补百会（我们从不泻阴，而可以补阳）。

• 阴脉有余时，深层的脉及右脉：补合谷（我们从不泻阴，而可以补阳）。

➤ 脉弦（阳有余，阴正常），需要考虑三种情况：

- 血有余时：补足三里（我们从不泻血，而可以补气），血中阳有余：泻中脘。

- 气有余时：泻足三里，气中阳有余：泻百会。

- 阳脉有余时，表层的脉及左脉：泻合谷。

➤ 脉浮（阳不足，阴显现），需要考虑三种情况：

- 血不足时：补三阴交，血中阳不足：补中脘及气海（因为阴阳互根互生，我们同时补阴和阳）。

- 气不足时：补足三里及三阴交（因为阴阳互根互生，我们同时补阴和阳），气中阳不足：补百会及大椎（因为阴阳互根互生，我们同时补阴和阳）。

- 阳脉虚时，表层的脉及左脉：补合谷及内关（因为阴阳互根互生，我们同时补阴和阳）。

➤ 脉沉（阴不足，阳显现），需要考虑三种情况：

- 血不足时：补三阴交，血中阴不足：补气海。

- 气不足时：补足三里及三阴交（因为阴阳互根互生，我们同时补阴和阳），气中阴不足：补大椎。

- 阴脉虚时，深层的脉及右脉：补内关。

但我们要注意，如果其他经脉或身体的能量没有表现出有余或不足时，春天脉弦，夏天脉满，秋天脉浮，或冬天脉沉，这是一种生理的表现，而非病理表现。

九条沿经脉循行之脉

除了十二条寸口脉及三条周身之脉，还有九条沿经脉循行之脉[55]。这些脉反映了相关器官及脏腑能量质和量的水平；最重要的是它们提示了三个层次的信息"天—地—人"，与上下中三焦相近。

- 胆、肺、肝对应于天。
- 胃、大肠、肾对应于地。
- 三焦（胰）、心、脾对应于人，天地之交合为人。

位　　置	腧　穴	层　次	性　质
颞动脉	上　关	天	阳
面动脉	巨　髎	地	阳
耳前动脉	耳　门	人	阳
桡动脉（寸口部）	经　渠	天	阴
桡动脉（第一掌骨间）	合　谷	地	阳
尺动脉（豌豆骨的外下角）	神　门	人	阴
股动脉（在缝匠肌的内侧，气冲下 3.5 寸）	足五里	天	阴
胫后动脉（内踝后方）	太　溪	地	阴
股动脉（在大腿内侧的中部，血海上 5 寸）	箕　门	人	阴

闻诊

闻诊主要包括听患者的声音和呼吸。

---

[55] 《黄帝内经·素问·三部九候论篇第二十》。

➢ 听声音：

- 说话声响或喊叫：阳有余，肝有余。

- 话说不停，伴狂笑：心气有余。

- 喃喃自语（反复哼歌）：脾有余。

- 抽噎声：肺有余。

- 叹息，呻吟：肾虚弱。

➢ 听呼吸：

- 呼吸有力：有余所致的表证。

- 呼吸无力：不足所致的里证。

第十六章　针刺与艾灸疗法

大家都已认识到：

- 针刺通常用于治疗热症。
- 艾灸通常用于治疗寒症。

但是，在治疗某些疾病时，往往要同时用到针刺与艾灸两种治疗方法，比如因湿而引发的风湿病。另外：

- 对青春期发育前的儿童不应施行针刺治疗；孕妇应尽可能不用针刺疗法，可按摩相应穴位或用艾灸疗法取代针刺治疗。
- 为病人施针和艾灸时应在安静的环境中进行，使病人感到舒适。
- 治疗时尽量使患者平躺。

基本规则

- 先调节患者整体能量，然后进行局部治疗：如有必要，先调节患者气血的质与量，再进行其余治疗。
- 先治疗急性病症，再治疗慢性病症。
- 先治疗近期病症，再治疗长期病症。
- 先治疗表面病症，再治疗内部病症。
- 先治疗经络，再治疗脏腑。

- 先补不足，再泻有余。

谨记能量总是跟随意念而至。

针刺疗法

- 严格消毒针具。
- 使用前请确认针具质量良好。
- 不用生锈、弯曲、变钝等已损坏的针具。
- 谨慎施针，彻底清洁双手。
- 进针之前，以消毒药棉仔细清洁患处皮肤。

艾灸

- 使用纯艾条或艾柱，而非香烟或熏香棒。
- 时刻当心，不要让艾条或艾柱掉落的灰烫伤患者。
- 每次治疗结束，请确认艾条已完全熄灭。
- 保持室内良好的通风，以免患者头疼或流鼻血。
- 为防止烫伤表皮，当患者感觉过热时，可先暂时移开艾条或艾柱。

针刺手法

➢ 补：

- 深呼气，同时开始慢慢进针。
- 顺时针方向捻针，"抓住"能量。
- 留针数分钟。
- 深吸气，同时出针。
- 立即轻揉施针处，关闭穴位。

➤ 泻：

- 深吸气，快速将针刺入穴位。

- 逆时针方向捻针，"抓住"能量。

- 于留针的 15 至 20 分钟内，适当地行针。

- 深呼气，同时缓缓将针拔出。

- 将施针处皮肤往两侧轻轻撑开，以便打开穴位。

针刺禁忌

➤ 患者处于以下情况时不可施针：

- 醉酒

- 情绪愤怒

- 暴饮暴食后

- 刚结束长途旅行

- 刚发生性关系后

- 禁食期

- 刚受到强烈惊吓

- 营养不良

- 瘦弱或体质非常虚弱

➤ 不可施针的部位：

- 神阙，但可用隔盐灸

- 中府，因其靠近肺尖

- 乳中，因其位于乳头中心

> 孕妇不可针灸治疗的穴位：

期　　间	不可针灸的穴位
整个孕期	补足三里、合谷，泻三阴交、气海
第 1 个月	大都、中髎、行间、中封、足五里、膻中
第 2 个月	跗阳、阳陵泉
第 3 个月	曲泽、郄门、间使、大陵、劳宫
第 4 个月	关冲、阳池、天井、内关、曲垣
第 5 个月	阴陵泉、阴包
第 6 个月	丰隆、厉兑、下廉、手三里
第 7 个月	天府、列缺、少商
第 8 个月	商阳、三间、下廉、手三里、曲池、肩髃、肩井、曲谷
第 9 个月	合谷、三阴交、涌泉、然谷、太溪、复溜、交信

孕妇适宜针刺的穴位：在第 3 个月和第 6 个月补筑宾，有益于胎儿健康。

可能发生的意外

> 不适症：

- 一般不适感：补水沟
- 由于针刺上肢而感不适：补足三里
- 由于针刺下肢而感不适：补合谷

> 防止针具折弯或折断：

- 针被折弯往往因针灸师操作不当或患者突然移动位置引起。
- 针灸师在出针时动作应轻柔缓慢。

> 断针：

- 在针已折断的情况下，应用镊子小心夹出留在患者体内的断针，或在断针的四周再扎入 4 针（泻法），或在断针的位置切开一个小口，取出断针。

艾灸禁忌

患者处于以下情况时不可施艾灸疗法：

- 因病症而引起的高烧
- 心率过快，高烧
- 醉酒
- 情绪愤怒
- 刚暴饮暴食
- 刚结束长途旅行
- 刚发生性关系后
- 禁食期
- 刚受到强烈惊吓
- 切勿在面部和生殖器部位施艾灸。

针具消毒

- 针具使用前必须经过严格消毒。
- 未经消毒的针具可能导致严重后果。

艾蒿的生长、收获和加工

- 每年二月、早春三月或雨季来临之前播种。

- 艾蒿开花之前收割植株（在欧洲，这一时间一般为 6 月 21 日左右）。
- 将艾蒿悬挂在阳光照射不到和避风的地方，待其干燥，一般需要 3 周到一个月的时间。
- 小心择取艾叶，去除硬梗，不断揉搓，直至其成为棉絮状的艾绒。
- 经过这样加工的艾绒就可用纸包住卷紧，如雪茄一般，制成艾柱或艾条使用。

第十七章　简明治疗法

基础治疗：气与血

在进行其他治疗之前先为患者调节气血。

血	实	补足三里	阴主导	太渊脉满	补中脘
			阳主导	太渊脉弦	泻中脘
	虚	补三阴交	阴不足（阳主导）	太渊脉沉	补气海
			阳不足（阴主导）	太渊脉浮	补中脘、气海
气	实	泻足三里	阴主导	人迎脉满	补百会
			阳主导	人迎脉弦	泻百会
	虚	补足三里、三阴交	阴不足（阳主导）	人迎脉沉	补大椎
			阳不足（阴主导）	人迎脉浮	补百会、大椎

阴　经	右腕脉或深层脉	有　余	补合谷
		不　足	补内关
阳　经	左腕脉或表层脉	有　余	泻合谷
		不　足	补合谷及内关

特殊情况：

- 表层的脉与深层的脉分离（不相连接），能量无法从阴传至阳，亦无法从阳传至阴：补兑端。

- 根据症状，出现脉象颠倒情形，能量无法循环：补巨阙。

- 心律不齐，同时（心脏）期外收缩：补阴郄和巨阙。

- 代脉（心脏规律性停跳）50 跳中缺 1 跳，一个器官致病；缺 2 跳，
  两个器官致病……以此类推：补章门。尤其应注意较为严重的征兆。

常见疾病治疗

疾　　病	症　　状	治　疗　方　法
贫血		补膏肓：促进血红素的产生； 补悬钟：提高患者抵抗力，促进康复
烧伤	一侧	补对侧列缺，泻伤侧列缺； 经常补悬钟，预防感染
心血管疾病	高血压	泻大陵、伏兔、然谷
	动脉硬化	同高血压治疗方法，加上泻劳宫
	腿重	同高血压治疗方法，加上泻商丘
	压差变小	泻神门
头痛	前额痛	补合谷、曲泉，泻列缺、行间
	偏头痛	泻风池、风府，补外关、足临泣，泻公孙、内关
精神刺激	源自病症	补库房
结膜炎	基本疗法	补曲泉，泻攒竹、行间
	双眼流泪	同基本疗法，加上泻风池
	双眼流脓	同基本疗法，加上补悬钟
癫痫症	发病时	补后溪、水沟，然后泻水沟
	未发病时	艾灸身柱，泻百会
	白天发病	补照海、列缺，泻申脉、后溪
	夜间发病	补申脉、后溪，泻照海、列缺

疾　病	症　状	治　疗　方　法
胃病：胃炎、胃酸过多、胃灼热、胃溃疡	基本疗法	泻璇玑、中脘、胃俞
	食物反流	同基本疗法，加上补上脘
	恶心反胃	同基本疗法，加上泻幽门、梁门
	小口呕吐，打嗝	同基本疗法，加上艾灸厥阴俞
	剧烈呕吐，喷射性呕吐	同基本疗法，加上补内关6次，泻内关3次
妇科疾病	痛经	补合谷、足临泣，泻三阴交、昆仑
	月经推迟	泻中极
	经期大量出血	补三阴交、血海，泻行间
	更年期：潮热、心悸、出汗	补少泽、少冲、上巨虚、复溜、心俞，泻行间、中极、风池
肠道紊乱：痢疾	基本疗法	补太冲，泻公孙、天枢、大肠俞、上巨虚
	重度腹泻	同基本疗法，加盐灸神阙，艾灸足三里、上巨虚、下巨虚
	伴随腹痛	同基本疗法，加上泻陷谷
	伴随呕吐	参见胃病治疗的相关内容
肠道紊乱：便秘	肠蠕动缓慢，无疼痛感，颗粒状硬大便	补曲池，泻三间
	痉挛，腹部有硬块，腹痛	补天枢，泻大肠俞
	腹胀，排气	同基本疗法，加上泻足三里、中脘
	矢气恶臭	同基本疗法，加上补太冲
	刺痛	泻气冲，补公孙、内关，泻外关、足临泣
食物中毒	基本疗法	补右侧章门
	伴随呕吐	参见胃病治疗的相关内容
	伴随腹泻	参见肠道紊乱治疗的相关内容

疾　病	症　状	治　疗　方　法
疟疾		方法1：补后溪，泻大椎、间使 方法2：补悬钟，泻至阳、血海 （两种治疗方法交替使用，每天治疗1到2次，在预计发作前2小时进行）
下垂	脱肛	补百会、足三里、三阴交，泻长强，艾灸气海、神阙
	子宫下垂	补百会、足三里、三阴交，艾灸气海、神阙
呼吸道疾病	流行性感冒	补合谷、中脘、悬钟、大椎，泻风池、风门、列缺
	浑身酸痛，冷战，不发烧	同流行性感冒，加上泻大包，艾灸中脘
	鼻炎，流涕	补合谷，泻迎香
	鼻炎，鼻塞	补合谷、迎香
	鼻窦炎	同流行性感冒，加上补曲泉，泻行间
	哮喘，肺脉满，大肠脉浮	补合谷，泻列缺
	肺脉满或浮，肾脉浮	补复溜，泻尺泽
	肺脉满，小肠脉浮	泻大椎，补后溪、申脉，泻列缺、照海
	肺脉紧 （其余脉也紧）	补太渊、商丘，泻少府、鱼际
	咽喉疼痛	补少商、合谷
	伴随发烧	同基本疗法，加上泻曲池
	支气管炎：咳嗽，痰多，喷嚏	补合谷、太渊，艾灸风门、肺俞，泻尺泽、丰隆

疾　病	症　状	治　疗　方　法
风湿病	因受寒引起的风湿病，剧痛，运动后疼痛加剧，遇热则减	补然谷，泻足通谷； 泻痛处的穴位，接着艾灸该穴位
	因受寒引起的风湿病，伴随失眠与膀胱炎	泻臑俞、肩髃、巨骨（上肢），或者泻居髎、阳辅（下肢）； 补申脉、后溪，泻照海、列缺
	因湿邪引起的风湿病，疼痛不严重，夜间加剧，运动后减缓，早晨活动后可缓解，患处肿胀	补厉兑，泻太白，补大都（若合并发热时则不灸）
	伴随上肢发病	同基本疗法，加上补商阳，泻太渊、肩髃，补鱼际（发热时不灸）
	伴随髋关节发炎	同基本疗法，加上艾灸环跳（若该处发热则可用针泻）
	因受风引起的风湿病，游走痛	泻风池、风府，补外关、足临泣，泻公孙、内关
	伴随腰痛	先泻带脉或五枢，然后按基本疗法治疗
	伴随腹痛和腹泻	先泻三焦俞，然后按基本疗法治疗
	伴随延伸至肩膀的疼痛	先泻秉风，然后按基本疗法治疗
	伴随延伸至大腿及小腿的疼痛	先泻风市、丰隆，然后按基本疗法治疗
治疗过程中引起的昏厥	基本疗法	补水沟
	因针灸上肢引起的昏厥	同基本疗法，加上补足三里

疾　病	症　状	治　疗　方　法
治疗过程中引起的昏厥	因针灸下肢引起的昏厥	同基本疗法，加上补合谷
小便问题	尿频，膀胱炎，伴随活动问题和失眠	泻臑俞（上肢）或居髎（下肢），补申脉、后溪，泻照海、列缺
	分娩后小便失禁	补京骨、阳陵泉
	肾结石，肾绞痛	泻大钟、水泉
	因体质虚弱引起的尿潴留	补至阴
	伴随水肿，脚踝水肿	同基本疗法，加上补申脉、昆仑，泻右侧然谷
	伴随腿重，高血压	同基本疗法，加上泻伏兔、商丘

专业词汇表

名　　称	定　　　义
痤疮（粉刺）	由于脂肪分泌过多或毛囊腺发炎而引起的皮肤疾病（皮炎）
疼痛症	在器官或解剖损伤学中没有明确对应位置的疼痛
秃头症	头发掉落
无经症	月经不至
健忘症	全部或部分记忆丧失
羊水	胎儿在子宫内发育环境中的液体
贫血	血液中的血色素（红细胞）数量减少
心绞痛	表现为在心前区突发的强烈抽痛的综合病症，能放射状延伸到左臂，伴有严重的焦虑和即将死亡的感觉。用力，特别是走动的时候会痛
僵硬	关节无法正常运动或受限
厌食症	无食欲或食欲不振
嗅觉缺失症	嗅觉减弱或完全丧失
失声	发音能力减弱或完全丧失
口疮	口腔或咽部黏膜表面小面积溃疡，并伴有小泡
中风	部分或全部脑部功能突然暂停，表现为失去知觉和自主活动能力，呼吸和循环功能保持正常
心律不齐（心脏）	在心脏收缩频率、规律及一致性方面搏动异常
动脉硬化	动脉内层及中层肌纤维增厚

名　　　称	定　　　义
关节病	退化性、非炎症的某些关节发病，其特点是骨赘和软骨赘（赘生物）引起的软骨损伤，并伴有疼痛、变形及活动性降低
腹水	积聚在腹腔内的液体
衰弱	抑郁导致多重功能不足
哮喘	缓慢呼气性呼吸困难，伴有支气管痉挛、充血及分泌过多
松弛	肌肉弹性降低
生物学	研究生物的结构、功能、发生和发展的规律，以及生物与周围环境关系等的科学
两极性异常（狂躁综合征）	在欣喜若狂和消沉委靡间的精神变化
腹胀	由于气困肠中而引起的腹部膨胀
钝	（针具）尖端磨损或断裂
心搏徐缓	心脏搏动慢于正常水平
支气管炎	支气管黏膜发炎
恶病体质	所有器官功能受到严重干扰
贲门	和食管连接的胃上部的孔
胃灼痛，心痛	见"烧心"
颈动脉（动脉）	在甲状腺软骨的上面或侧面能感觉到有节奏的跳动的动脉
烧灼	用专门用于烧灼组织的工具将活组织毁坏
离心的	由中间向外围的运动
向心的	由外围向中间的运动
叶绿素	从植物的汁液而来的呼吸色素
胆囊炎	细菌性感染、化学性刺激等原因引起的胆囊炎性病变
生理节奏（周期）	24 小时的循环，或者中国所说的 12 个时辰的循环
硬化	某些解剖和生理类型改变，如肝脏结缔组织增生引起的肝硬化

名　称	定　义
昏迷	一种病态，表现为完全或部分丧失意识、感觉和活动能力的一种深度睡眠，呼吸和循环功能保持正常
并发	在同一时间发生
先天的	出生时的个人体质
结膜	眼睑内侧及眼球前侧的黏膜
结膜炎	结膜组织在外界和机体自身因素的作用下而发生的炎性反应的统称
耗损	衰弱或精力减弱
挛缩	一块或几块肌肉长期不知觉地紧缩，但肌肉纤维无损伤
痉挛	突发性不自觉地紧缩，造成一或几个肌肉群的局部运动或整个身体肌肉的运动
冠心病	冠状动脉性心脏病
鼻炎	一种鼻病，伴有流涕、打喷嚏和略微喉咙痛的阻塞
宇宙进化论	有关宇宙万物形成与起源的理论
绀色的	形容前额或唇部蓝紫色
囊肿	长在体内某一脏器的囊状良性包块，其内容物的性质是液态的
膀胱炎	膀胱急性或慢性疼痛，常表现为尿频、尿急、尿痛
恶化	有机体全部或部分退化
吞咽	自主咽食物的动作
脱水	体内水分的流失
精神错乱	神智混乱，表现为语无伦次，不切实际，词不达意
糖尿病	对几种病发的通称，具有以下共同的特点：易饿易渴，多尿，最后导致恶病体质甚至死亡
横膈膜	在胸部和腹部之间的一圈肌肉
痢疾	大肠的溃疡性发炎，引起频繁的痰中带血，伴有强烈的腹痛
消化不良	一种临床症候群，是由胃动力障碍所引起的疾病

名　　称	定　　义
湿疹	一种皮肤损伤，红色的、发痒的皮疹，伴有浆液渗出
水肿	浆液渗透到一定的组织中，特别是皮肤或黏膜
气肿（肺部的）	呼吸性细支气管炎的扩张和损伤
排泄器官	清除食物残渣的器官
脑炎	是由脑炎病毒所致急性中枢神经系统传染病。临床特征是突然高热、意识障碍、头痛、上肢与颈部及肩胛肌瘫痪
内分泌腺	分泌各种激素（荷尔蒙）的腺体
内生的	有机体自身引起的
熵	热力学上一定规律的能量降解次数，一定规律的熵表明紊乱的程度
遗尿	尿失禁
上腹部的	和胃有关的区域
癫痫症	脑部神经元过度的超同步化放电所致的突发性脑功能障碍，临床多表现为意识丧失、痉挛等症状
鼻衄	鼻出血
春分或秋分	一年中的两个节气，白天和晚上一样长
打嗝	气从胃部来，通过嘴做出的有声音的喷发
病因学	疾病起因的研究
发病机理	形成疾病的机制原因的研究
外分泌的	通过排泄管排泄其产物
外因的	由有机体的外部产生的
性感缺失	生殖功能不活跃
神经节	功能相同的神经元细胞体在中枢以外的周围部位集合而成的结节状构造
幻觉	不是由外界引起的强烈确信感
烧心	上腹部（心下）剧烈疼痛

名　　称	定　　　　　义
咯血	喉部以下呼吸器官出血经口腔排出
血肿	机体在无外力作用下血管破裂，流出的血液分离周围组织，形成充满血液的腔洞
造血的	和血细胞形成有关的（造血作用）
血尿	通过尿道排出的血液尿液混合
半身不遂	人体一侧的部分或整个肢体麻痹
血色素	红细胞的呼吸色素
咳血	同"咯血"
肝炎	肝脏的炎性疾病
水合作用	溶质的分子或离子与溶剂的分子相结合，生成水合分子（水合离子），对于水溶液来说，这种作用称为水合作用
湿度测定	大气中的湿度水平的测定
胃酸过多症	胃液中的盐酸过量
机能亢进	比正常功能要强烈
（韧带）过度松弛	关节上的韧带缺乏收缩力
月经过多	月经血量过多
高血压	血压高
甲状腺机能亢进	甲状腺分泌物增加
张力亢进	肌肉过度僵硬
肥大	器官体积增大
听力迟钝	听敏度（听力）减弱
季肋部	肝、脾、胃所在的区域
机能减退	生理机能低于正常水平的状态
张力减退（肌肉的）	肌肉的紧张度低于正常水平的状态
癔病	持久性或暂时性神经衰弱或不归于神经、解剖和生理系统的感觉混乱

名 称	定 义
黄疸	以皮肤、黏膜和巩膜发黄为主要症状和体征的病症
失禁	大小便不自觉地排泄
失眠	阻止或妨碍睡眠的觉醒状态
白带	从阴部流出的黏液或黏脓物
脂肪瘤	脂肪组织增生引起的良性皮下瘤
结石病	在腺体和血管里形成的石头
腰痛	随用力而产生的腰部疼痛
淋巴腺的	淋巴是人和动物体内的无色透明液体，内含淋巴细胞，由组织液渗入淋巴管后形成
疟疾	由疟原虫引起的传染性疾病，通过特定的蚊子（疟蚊）叮咬而传播寄生虫
髓	脊髓或骨髓
纵隔	左右纵隔胸膜之间的器官、结构和结缔组织的总称
病史	病人提供的疾病发作及经过的信息
梅尼埃病	伴有耳鸣或耳聋的突发性眩晕
脑膜炎	一种脑膜或脑脊膜（头骨与大脑之间的一层膜）被感染的疾病
新陈代谢	在体内发生的营养作用的化学过程的总和，用于确保能量需要，各种组织的构成、维护和修复，某些物质的制造（激素，抗体等）
子宫出血	月经期间外发生的子宫流血
偏头痛	剧烈头痛，一般发生在侧面，颞或眼窝等区域，伴有一些不适、反胃甚至呕吐
动力	运动的能力
负熵	系统中的组织性程度，与熵相反，熵表示紊乱的程度

名　　称	定　　义
赘生物	新组织的生成，那些代替旧组织的元素，扩展为肿瘤样增生或癌
肾绞痛	由于肾结石向膀胱转移引起腰部的强烈疼痛并延展到膀胱和大腿的综合病症，伴有便秘、呕吐和里急后重
肾炎	急性或慢性肾脏发炎
神经痛	神经线上原发性或自主性，连续性或突发性的疼痛
神经衰弱症	表现为失眠，疲惫不堪，悲伤，恐惧和犹豫不定的神经症
节结	非正常的小节，有些呈圆形，有明显的界限，触之有似固体的感觉
麻痹	肢体暂时麻木，伴有麻刺感
八面体	由八个规则的三角面组成的多面体
少尿症	尿量减少
个体发生	从受精卵形成胚胎，再由胚胎增殖、分化到生长发育为成熟个体的过程
角弓反张	四肢和躯干的伸肌挛缩
交感神经	调节植物性运作的自主神经系统，和副交感神经相对立
心悸	易察觉而使患者不适的心跳
瘫痪	运动机能退化或失去
副交感神经	和交感神经系统相对立的自主神经系统的分支
帕金森症	独特的颤抖和肌肉僵硬，与脑部纹状体或黑斑功能紊乱有关
发作性的	疾病最紧急、最严重的时期
致病的	指引起疾病的因素
病态的	疾病影响下的有机体功能的状态
蠕动的	食物在消化道中下行时，发生胃肠收缩，以促进大块食物行进
排汗	汗的产生，出汗的表现

名　　　称	定　　　义
黏液	或浓或稀的液体，从透明变为微黄或黄绿色，由某些病态的黏膜分泌而来
光幻视	没有光的效果也产生光照的感觉
畏光	由于光引起疼痛而怕光
系统发生	生物类群的进化历史
生理学的	身体功能健康的状态
生理学	研究健康活体器官和组织的功能特性的科学
色素	能变色或染色的生成物
毛发运动的	指能使毛发直立的反射运动（鸡皮疙瘩）
频尿	由于尿量过多而过于频繁地排尿
多面体	由规则平面组成的立体
卟啉	在和铁混合时出现红色荧光，和镁混合时出现绿色荧光的色素，血色素或叶绿素的一种构成物
心前区疼痛	前胸及左侧乳房部位的疼痛，为心绞痛的主要表现
占有优势的	能支配其他方面的
阴茎持续勃起症	无性欲却强烈而长时间的勃起，有时候伴有疼痛
瘙痒症	发痒
牛皮癣	一种皮肤病，特征是在皮肤上出现圆形、干燥、发亮、银色的鳞屑，易掉落，随后表皮呈平滑的红色，易出血
心理学	研究人和动物心理现象发生、发展和活动规律的一门科学
下垂症	由于肌肉无力将内脏固定在其适当的位置而引起移位
指腹	手指末端的软组织
急性血管神经性浮肿	一种风疹，特点是脸部或黏膜特别是喉部突然出现半透明的渗透物
回流	不因于呕吐而食物却从胃部或食管返回到嘴的情况

名　称	定　义
不宁腿综合症	双腿不适的紧张感，伴随运动原兴奋和突然摇动，发生在休息时间、傍晚或夜晚
潴留	排泄道或人体自然贮备器官中对固体、液体和气体生成物的堆积
鼻液溢	非发炎引起而从鼻子流出来的液体
疥疮	由动物身上的寄生虫引起的皮肤疾病，伴有瘙痒和特殊损伤（出现肿块或褶皱）
精神分裂症	精神功能的分裂和不调和，表现为性格不统一，断绝和现实的联系，倾向于退缩到个人世界
阴囊	包有睾丸的小囊
至日	一年中白天最长或最短的一天
痉挛	不自觉的肌肉收缩
强直状态	肌肉持续性收缩的状态
遗精	不自觉的精液射出
括约肌	确保管道关闭的环肌，比如肛门括约肌负责肛门的关闭
停滞	体液或能量流动循环中断或明显减缓
交感神经过敏的	和交感神经系统运作一致（见交感神经）
症候学	研究疾病的迹象和征兆的学科
昏厥	瞬间完全丧失意识
综合症	在某些可能的疾病出现时，经常会同时出现的临床特征、症状及现象
心跳过速	心脏节奏加速，超过正常水平
足跟痛	脚跟持续的疼痛
里急后重	一直想排便，有时候伴有肛门的灼烧感和压迫的疼痛感
四面体	由表面规则的三角形构成的多面体
肌纹理	组织一部分的排列和外表（如皮肤上的质地）

名　　称	定　　　　义
热力学	物理学的一部分，研究机械的现象和生热现象的关系
局部抽筋	一块或几块肌肉不自觉的收缩，特别在脸部
耳鸣	在耳边出现的嗡嗡声、回响声、滴答声或跳动声
肌肉弹性（强度）	肌肉组织自然形成紧实而持久的状态
牙关紧闭症	咀嚼肌的挛缩
肺结核	由结核杆菌引起的慢性传染病，常有低热、乏力等全身症状和咳嗽、咯血等呼吸系统表现
肿胀	身体局部的体积异常增大
溃疡	皮肤覆盖物的局部物质流失（如皮肤上或黏膜上的溃疡）
风疹	呈粉红或红色的皮肤疹，伴有灼烧或瘙痒（发痒）的感觉
迷走神经过敏的	和副交感神经系统运作一致
静脉曲张	静脉及小静脉的扩张（肿胀的状态）
血管收缩	由于肌肉纤维收缩引起脉管口径的减小
血管舒张	脉管口径的增大
植物性的	指不自觉的身体功能，例如自律性神经系统的调节功能：消化，生长，血液循环等
泡	包有透明液体的表皮定量增高的皮肤损伤
腑	体内属阳性的（中空的）器官：如胆、小肠、胃、大肠、膀胱
阴户	女性外生殖器

专业词汇表

针灸术语

中　文	英　语	法　语
三焦：产生营气及卫气		
内三焦	Three burners • Upper burner • Middle burner • Lower burner	Les trois foyers • foyer supérieur • foyer médian • foyer inférieur
外三焦	Three warmers • Upper warmer • Middle warmer • Lower warmer	Les trois réchauffeurs • réch. supérieur • réch. médian • réch. inférieur
三焦：以气血的形式运用营气及卫气		
内三焦孤腑	Triple Burner	Le Triple foyer
手少阳三焦经	Triple Warmer channel	Le méridien du Triple réchauffeur
脏	Organ（s）	Organe（s）
腑	Viscus，viscera	Viscère（s），entraille（s）
奇恒之腑	Extraordinary organs	Entrailles curieuses
气	Qi，Energy	Energie
血	Blood	Sang
髓	Marrows	Moëlles
津液	Body fluids	Liquides organiques， fluides（jin）et épais（ye）

中　　文	英　　　语	法　　　语
痰饮	Mucus，Phlegm	Glaires
有形之痰	Substantial phlegm	Glaires matérielles
无形之痰	Insubtantial phlegm	Glaires immatérielles
奇经八脉	Eight extra（ordinary）channels，8 wondrous vessels	Huit merveilleux vaisseaux
冲脉	CV（Chong vessel），Penetrating vessel	Chong mai
阴维脉	YWM（yin wei mai），Yin linking vessel	Yin wei mai
阴跷脉	YQM（yin qiao mai），Yin heel vessel，Yin motility vessel	Yin qiao mai
任脉	RM（ren mai），CV（Conception vessel，世卫组织针灸穴位命名）	Ren mai
督脉	DM（du mai），GV（Governor vessel，世卫组织针灸穴位命名）	Du mai
阳跷脉	YQM（yang qiao mai），Yang heel vessel，Yang motility vessel	Yang qiao mai
阳维脉	YWM（yang wei mai），Yang linking vessel	Yang wei mai
带脉	DM（dai mai），Belt vessel，Girdle vessel	Dai mai，vaisseau ceinture

中　　文	英　　　　语	法　　　语
各种类型的经络		
经脉正经	Main channels	Méridiens principaux
六经	6（paired）channels Tai Yang Yang Ming Shao Yang Tai Yin Shao Yin Jiu Yin	6 grands méridiens Tai Yang Yang Ming Shao Yang Tai Yin Shao Yin Jiu Yin
手太阴经	LU（Lung channel）	P（poumon）
手阳明经	LI（Large Intestine channel）	GI（gros intestin）
足阳明经	ST（Stomach channel）	E（estomac）
足太阴经	SP（Spleen channel）	Rt（rate）
手少阴经	HT（Heart channel）	C（cœur）
手太阳经	SI（Small Intestine channel）	IG（intestin grêle）
足太阳经	UB（Urinary Bladder channel） • Inner pathway • Outer pathway	V（vessie） • 1ère chaîne de V. • 2ème chaîne de V.
足太阴经	KI（Kidney channel）	R（rein）
手厥阴经	PC（Pericardium channel）	MC（maître du cœur et de la sexualité ou péricarde ou enveloppe du coeur）
手少阳经	TW（Triple Warmer channel）	TR（Triple réchauffeur）
足少阳经	GB（Gall Bladder channel）	VB（vésicule billiaire）
足厥阴经	LV（Liver channel）	F（foie）

中　　文	英　　　语	法　　　语
络脉 别络	Luo channels, Luo（connecting channels）, connecting channels, collaterals, 12 Transversal Luo vessels	Les luo, les vaisseaux luo, Vaisseaux luo transversaux
纵络	16 Longitudinal Luo Vessels	Vaisseaux luo longitudinaux
浮络 孙络 血络	Fu Luo Sun Luo Xue luo（capillaries）	Vaisseaux luo, fu luo sun luo xue luo（capillaires）
经别 别脉	Jing Bie, Divergent Channels	Jing Bie, Vaisseaux collatéraux
经筋	Jing Jin, Muscle channels, Jing jin（sinew channels）, Ligamentary channels, Musculotendinous channels	Jing Jin, Méridiens, tendino-musculaires, Vaisseaux ligamentaires
通道	Pathway	Trajectoire, trajet
虚里	Xu Li	Xu Li
大包（脾之大络）	Da Bao	Da Bao
不同的穴位		
背俞穴	Back-Shu points, Back transporting points	Points Shu, Points assentiment
募穴	Front-Mu points, Front collecting points, Alarm points	Points Mu, Points héraut
郄穴	Xi-cleft points, Acumulating points	Points Xi, Points d'accumulation
络穴	Luo-connecting points	Points Luo
组络穴	Group Luo points	Points Luo de groupe

针灸术语

中　　文	英　　　语	法　　　语
五输穴	（Five）Shu points, transporting points, antique points	Points Shu antiques
井穴	Jing-Well point	Point Jǐng
荥穴	Ying-Spring point	Point RongPoint Ying
输穴	Shu-Stream point	Point Shu
原穴	Yuan-source point	Point YuanPoint Source
经穴	Jing-River point	Point Jing
合穴	He-Sea point	Point He
四海穴	He-Sea point	Points mer
下合穴	Lower He-Sea	Point He secondaire
八脉交会穴	8 Hui-converging points, 8 master points	Points maîtres（des merveilleux vaisseaux）
交会穴	Hui-meeting points, Hui-gathering points, Intersection points	Points réunion, Points croisement, Points CRX
对穴（八脉交会穴）	Coupled points	Points couplés
八会穴	8 Hui-influential points	Points réunion
汇合穴（经别）	Jing Bie meeting points	Points de reunion des Jing Bie
天牖穴	Windows of the sky points	Points fenêtres du ciel
十三鬼穴	13 ghost points	13 points gui
入、出穴	Entry and exit points	Points d'entrée et de sortie
汇合穴（经筋）	Jing Jin convergence points	Points de réunion des méridiens, tendino-musculaires

中　　文	英　　语	法　　语
理论与原则		
大循环	Horary cycle	Grande circulation
子午流注午夜	Midnight-noon ebb flow, Midday-midnight rule	(Loi, relation) Midi-minuit
夫妻	Husband and Wife rule	Loi époux-épouse
标本	Root, branches treatment	Traitement des Racines, branches
根补穴 / 根泻穴	Root treatment tonification / dispersion point	Point racine de tonification / de dispersion
痹（证）	Bi (syndrome)	Bi
八纲	8 Principles	8 Principes
阴 / 阳	Yin / Yang	Yin / Yang
表 / 里	Interior / exterior, surface / depth, outside / lining	Avers / revers
寒 / 热	Cold / heat	Froid / chaleur
实 / 虚	Deficiency / excess	Vide / plénitude
气机(气的运动)	Movements of Qi	Mouvements du Qi
气虚	Qi deficiency	Vide d'énergie
气陷	Qi sinking	Energie rentrante
气郁	Qi stagnation	Stagnation d'énergie
气逆	Qi counterflow	Energie, contre-courant
血虚	Blood deficiency	Vide de sang
血郁	Blood stasis	Stagnation de sang, stase sanguine
血热	Blood heat	Chaleur du sang
六经传变	Six stages	Six phases

中　　文	英　　　语	法　　语
五行	5 elements	5 éléments
木	Wood	Bois
火	Fire	Feu
土	Earth	Terre
金	Metal	Métal
水	Water	Eau
土火	Earth fire	Feu de la Terre
相火	Minister fire	Deuxième feu, Feu ministre
君火	Emperor fire	Feu empereur
相生	Sheng cycle, Engendering cycle	Cycle Sheng
相克	Ke cycle, Control cycle, Restraining cycle	Cycle Ke
相乘倍克	Overwhelming cycle	Cycle d'insulte
相侮反克	Reverse Ke cycle, Rebellion cycle	Cycle Ke inversé
六气	Heavenly, 6 environmental phenomena	6 qualités du ciel
六淫六邪	Six climatic pathogens, 6 excesses	Six facteurs pathogènes
外邪	Exogenous evils, Exogenous pathogens	Maux extérieurs, Energies perverses
寒	Cold	Froid
火	Fire	Feu
暑	Summer heat	Chaleur（de l'été）
风	Wind	Vent

中　文	英　语	法　语
燥	Dryness	Sécheresse
湿	Dampness	Humidité
根结	Roots and knots	Noeuds et racines
七情	Seven emotions	Sept sentiments
喜	Joy	Joie
怒	Anger	Colère
忧	Worry	Souci
思	Pensiveness	Réflexion
悲	Sadness	Tristesse
恐	Fear	Peur
惊	Fright	Choc
先天	Earlier heaven	Ciel antérieur
后天	Later heaven	Ciel postérieur
水谷信道	Pathway of water（or liquids） and cereals	Voie de l'eau et des céréales
补	Tonify	Tonifier
泻	Drain，disperse	Disperser
能　量		
谷气	Gu qi	Gu qi
清气	Respiratory energy	Energie respiratoire
营气	Nourishing or nutritive energy	Qi nourricier
卫气	Defensive energy	Énergie Wei
气	Energy	Energie
血	Blood	Sang
八卦	Trigrams	Trigrammes
坤	Earth	Terre

中　文	英　语	法　语
震	Thunder	Tonnerre
兑	Lake	Lac
巽	Wind	Vent
离	Fire	Feu
坎	Water	Eau
艮	Mountain	Montagne
干	Heaven	Ciel
天干	Heavenly stems	Troncs célestes
地支	Earthly branches	Branches terrestres
脉		
寸	Cun	Pouce
关	Guan	Barrière
尺	Chi	Pied
王叔和脉象	Wang Shu-He's pulses	Pouls de Wang Shu-He
长	Long	Long
沉	Sinking，deep	Profond
迟	Slow	Lent
促	Hurried	Précipité
大	Large	Grand
代	Interrupted	Intermittent
动	Moving	Remuant
短	Short	Court
浮	Floating	Flottant
伏	Hidden	Caché
革	Leather	En peau de tambour
洪	Flooding	Vaste

中　文	英　语	法　语
滑	Slippery	Glissant
缓	Moderate Lax	Paisible
疾	Urgent	Hâtif
结	Knotty	Noué
紧	Tight	Serré
芤	Hollow	Creux
牢	Confined	Fixé
濡	Soggy	Mou
弱	Weak	Faible
散	Scattered	Dispersé
涩	Choppy	Rugueux
实	Full	Plein
数	Rapid	Rapide
微	Faint	Ténu
细，小	Thin，thready	Fin，petit
弦	Wiry，stringlike	En corde
虚	Empty	Vide
五行脉象	5 Element pulses	Pouls des 5 éléments
弦	Wiry	Tendu，en corde
满	Full	Ample
缓	Moderate	Moyen
浮	Floating	Flottant
沉	Deep，like a stone	Profond，comme un caillou
三部九候（沿经脉循行的搏动）	Alternative pulses（carotid pulse and pulses along the channels）	Pouls révélateurs

参考书目

- Auteroche (B.) Navailh (P.); Acupuncture and Moxibustion: A guide to Clinical Practice. Churchill Livingstone (1992)
- Chamfrault (A.); Traité de Médecine chinoise. Ed. Coquemart, Angoulême (France)
- Duron (A.); Essai sur l'utilisation pratique des points des cinq Eléments d'après l'ouvrage du Maître HON MA SHIOHAKU. Communication au congrès du Centre Homéopathique de France (May 1961)
- Duron (A.), Laville-Méry (Ch.), Borsarello (J.); Bioénergétique et Médecine chinoise. Ed. Maisonneuve, Metz (France)
- Faubert (A.); Traité didactique d'Acupuncture traditionnelle. Ed. Guy Trédaniel, Paris
- Granet (M.); Chinese Civilisation. Routledge (1997)
- Huang Di Nei Jing Su Wen: Nature, Knowledge, Imagery in an Ancient Chinese Medical Text, translated by Paul U. Unschuld, University of California Press, (1st edition 2003)
- Javary, Cyrille; Understanding the I Ching. Boston: Shambhala (1997)
- Katpchuk T.J.; The Web That Has No Weaver: Understanding Chinese Medi-

cine, (1983) St. Martins Press, New York

- Kermadec (J.M. de), The Way to Chinese Astrology, The Four Pillars of Destiny, Unwin Paperbacks, London

- Larre, C., Schatz, J., and Rochat de la Vallee, E.; Survey of Traditional Chinese Medicine. Columbia, Md.: Traditional Acupuncture Institute (1986)

- Lavier (J.A.); Médecine chinoise Médecine totale. Ed. Grasset, Paris

- Li Xin and Merer Claudine; TCM: back to the sources for a modern approach (publication pending)

- Maciocia, Giovanni; The Foundations of Chinese Medicine; Churchill Livingston, Edinburgh (1989)

- Martin-Hartz (J.) Pialoux (J.), Le Dragon de Jade – Atlas d'Acupuncture, Fondation Cornelius Celsus, Erde (Switzerland)

- Mitchi Mesa Nishizawa; Traité général de médecine chinoise, Institut de la Médecine Sino-Japonaise, Tokyo (Japan), translated into French by André Duron. Not published to date to our knowledge

- Niboyet (J.E.H.); Traité d'Acupuncture. Ed. Maisonneuve, Metz

- Pialoux (J.); Le Diamant Chauve ou la Tradition des Evidences, Fondation Cornelius Celsus, Erde (Switzerland)

- Pialoux (J); Le Huitième Jour de Ptah - Traité des 22 Arcanes de la Science d'Al Kemit, Les Deux Océans, Paris

- Soulié de Morant (G.); Chinese Acupuncture, Paradigm Publications

- Wilhelm R.; The I-Ching or Book of Changes. Princeton, N.J.: Princeton University Press (1968)

- Wu Wei-Ping; Chinese Acupuncture, (Dr. J Lavier's French Edition Translated by Philip M.Chancellor); Health Science Press (1962)

- Yanagiya Soreï; Somme d'Acupuncture et de Moxibustion, Handa-Ya, Hongô, Tokyo (Japan) - Translated into French by André Duron. Not published to date to our knowledge
- Zhang Zhong-Jing; Shang-Han Lun: On Cold Dammage. Translation and Commentaries by Feng Ye, Nigel Wiseman, Craig Mitchell; Paradigm Publications (1999)
- 程莘农，《中国针灸学》（Chinese Acupuncture and moxibustion），北京：外文出版社，2010 年。
- 《黄帝内经》（双语版，英 / 中），北京：中国科学技术出版社。
- 李阳，《高级针灸课程》（培训教材），国际针灸培训中心，北京。

补述《古典针灸入门》书后

　　岁初奉读《古典针灸入门》译稿，秋后仁表老师设帷沪上，诸同仁咸往受教，余附骥尾，得窥大略。我国针术，约有于清季传播欧陆者，经西土哲人，善加习用，更搜求典籍，衍发精蕴，兼采日本、越南诸国验方，自成心法，可谓域外别传之一支。其学大旨固本于灵素，而中西各文，古今殊趣，况寰海远隔，传灯辗转，明月虽共，阴晴不一，见闻识论难免异同。今书稿付梓之际，嘱余举数端于后，试释其所由，或阙疑以待方家焉。

　　书中论阴阳，谓阳气为向心者，阴气为离心者。经云清阳归天，浊阴归地，发散为阳，涌泄为阴，或以为相左。其实阴阳近则相斥，远则相吸，盖阳升阴降，为阴阳初判，清浊分层之时；阳聚阴离，是内外既安，表里交感之际。譬如天高地卑，自然已成之位，两者相吸，天气降则雨，地气升则云，乃见向心、离心之征象。又如谷气入于中焦，精微者清而升，糟粕者浊而降，此阳升阴降之态；而卫阳固密、腑气趋下，营阴敷布、脏气趋上，则阳可谓向心，阴可说离心；至于瘛瘲精瞑，阴阳且迭更内外矣。若执定阳气外散，阴气内凝，岂非使阴阳离绝而后快。

　　其学推重八脉，以为原气敷化之始，我国经典，多详论其蓄溢诸经之功。冲、任、督三脉，皆起胞中，李濒湖谓即命门之用，虽未言元始，实寓其义。冲脉为经脉之海，海者万川之所归，乃成云致雨，复施于山川，所终即所始也，固不可徒以沟渠视之。《奇经八脉考》又引王启玄"冲脉在北"一语,本相对"心脏在南"而言,书中因此生发,以八脉配属先天八卦方位,冲脉遂处坤北之乡,当先天卦序之末,亦经脉之海以终为始意也。其余带脉外围为天,故系之以乾;巽震居长,叙之以任督;坎离分为二跷,艮兑当于二维,则八脉之序,俨然成列。其对待者,阴阳相引,其比邻者,上下相随,二少二太划然分明,虽于启玄本义颇有穿凿,亦足自成一说,较之灵龟飞腾配法,转觉入理。其学颇多由此序列引申而出者,读者诸君不妨留意。

其用补泻,以引而吸之为补,以驱而散之为泻,气之转输,由此经至彼经,皆在身内,未尝增损,与针刺有泻无补之说暗合。故欲行泻法,常先于别处补一针,定气之去路;已行补法,或复于他处泻一针,定气之所从来,实即阴阳左右相引之术,古今多用,此别一解说耳。唯论奇经八脉补泻一节,补八法穴则泻奇经而补正经,泻八法穴则泻正经而补奇经,盖以为经气由正经自流入奇经,而八法穴为其枢机,故补以杜之、泻以启之。交会穴反之。刺八脉时,近取病所之交会穴,远取循经之八法穴,亦固常法也,而述之以理,使人心中了了。

彼论五行生克,谓生则传之以气,克则使其气传其所传。其理盖由运气胜复之说而来,五行为胜气所郁,则生其子为复气,如己土不足,木行来胜,土郁生金而为复气也。书中举五味所入为例。如辛金克木,使木传气于火,火炽则升;甘土克水,使水传气于木,木动则宣,故曰辛甘发散为阳。又酸木克土,传气于金,金肃则降;苦火克金,传气于水,水泛则沉,故曰酸苦涌泄为阴。辛味属金而反散、酸味属木而反收,非出此乎?乃知五味之用,与运气仿佛,能使所入之气为太过而克其所胜。胜气过则为劳,如辛令肺伐肝,久则肺劳阴伤矣。所胜气郁则生复气,如肝气盛而忽遭肺克,郁以生风化火反致刑金。故佐金平木之时,兼宜降火而救其所复。又所谓相克,实互为监制，亢则承之，雍则决之，如水火相消长则寒热调矣，金木相进退则升降和矣，土木相高下则运化周矣，水土相包涵则燥湿匀矣，随其强弱更有乘克反侮，非可拘其定序也。

书中刺法，多取灵素古方，盖执典而求，反朴之道也。然东西古今之界格，难免鲁鱼亥豕之误。书第四章述正经诊治，用子母补泻之穴，症状所引文字多出《大成·考证穴法》诸穴条目，与《素问·厥论》中。梦寐则引《灵枢·淫邪发梦》，脾经条下"建造房屋"原文"坏屋风雨"，肾经条下"解不开腰带"显系原文"腰脊两解不属"之讹。第十一章脏腑生克循环，自八脉八卦序列衍出；又增冲脉之穴为募，则以冲脉为原气之始；增督脉、阳明为神志俞募，或因督脉之入脑、阳明之病狂也。其中胞肓在膀胱俞之旁，反以配心包，膈关高下与膈俞同，反配膀胱，或误。第十四章经别论治，出《素问·缪刺论》，原文系刺"邪客大络"者，此大络《大成》释为"十五络也"，观《内经》本文，十五络皆有所主之穴，循行之部亦未切合。经别则皆行自肘膝之上，更与《缪刺论》"布于四末"大异，况其入属于脏腑，《缪刺论》病症多在外经，与之不侔。是以所谓"大络"，似皆与无涉，或即浮表血络之大者，故经云缪刺出其恶血也。书中取《缪刺论》之穴，如逢手阳明取商阳之外，又复刺少商，恐系"大指次指"句读之误；足太阴原文系刺腰俞，而彼代以曲骨，或因脾之经别不应在后，所以移之于前。此章虽涉误解经文，而用之或辄效，亦针道活法，不宜以妄说目之。又《大成》主客相配，以原络互行表里经之气甚明。是书则谓表里经以络穴互通，唯阴经络穴又与阳经输穴相通，遂以阴络与阳输相伍，不知何自。

以上管见，固不足概其学奥旨，庶备一隅之说，俾读者君子参考。

余虽不学，稍涉典籍，并及当代卷册。所见深详细密者，或嫌琐碎；玄远宏大者，多病虚妄。官学诸书，议论迂阔，引征虽富，独无己见，诵习数载，鲜知所从，盘桓门外，莫窥其庭。今读《入门》，自太初宇宙，观象成卦，顺及三焦八脉，统摄元气，诸道并行，义理畅达，辞令精粹，论治诸条，多中坎窍，捷效易行，理法方穴术，终始一以贯之，良可谓他山之美玉，宜与诸书反复切磋，彼此映照，以体古今东西贤哲之一心也。针术亦道术，虽有经言，尤须自契，能脱成方，乃臻活法，古人云"《易》不可为典要"，况方书耶？此小子所再四致意于诸君者也。

上海应象中医学堂　陈成

己丑年冬至

Dr.Jacques Pialoux 的其他著作

- Le Diamant Chauve：ou la Tradition des Evidences

- Thérapeutique Spirituelle et Tradition Universelle

- L'Âme du Dragon：Précis d'Astrologie Energétique et Esotérique

-Le 8ème Jour de Ptah：Traité des 22 arcanes de la science d'Al Kemit

Dr.Jacques Pialoux 及其老师 Dr.Jacques Martin-Hartz 的著作

- Le Dragon de Jade：Atlas d'Acupuncture